女科百问

南宋·齐仲甫 原著

宋咏梅 宋昌红 点校

天津出版传媒集团

天津科学技术出版社

图书在版编目（CIP）数据

女科百问 /（宋）齐仲甫原著；宋咏梅，宋昌红点校
. -- 天津：天津科学技术出版社，2000.04
（2022.10 重印）
（实用中医古籍丛书）
ISBN 978-7-5308-2551-8

Ⅰ.①女… Ⅱ.①齐… ②宋… ③宋… Ⅲ.①中医妇
科病 - 中国 - 南宋 Ⅳ.① R271

中国版本图书馆 CIP 数据核字 (1999) 第 19386 号

女科百问
NÜKE BAIWEN
责任编辑：胡艳杰

出	版：	天津出版传媒集团 天津科学技术出版社
地	址：	天津市西康路 35 号
邮	编：	300051
电	话：	(022) 23332695
网	址：	www.tjkjcbs.com.cn
发	行：	新华书店经销
印	刷：	天津印艺通制版印刷股份有限公司

开本 787×1092　1/32　印张 6.375　字数 64 000
2022 年 10 月第 1 版第 5 次印刷
定价：25.00 元

内容提要

　　《女科百问》又名《产宝百问》，二卷，南宋医家齐仲甫撰著。成书于南宋嘉定十三年（公元 1220 年）。

　　全书将有关妇女生理、病理、经、带、胎、产等方面的内容，归纳为一百个问题，逐一解答，故称《百问》。上卷五十问，为天癸、经候、血分、经带诸病之证治：下卷五十问为妊娠胎产诸病之证治。此书对妇产科常见疾病作了系统的论述，每问均有理法方药，条理清晰，内容简明，并附有验案，以证之临床，其方多效，是一部综合性的妇科文献，比明代陈自明所撰《妇人大全良方》早 30 余年，被世人誉为第一部妇产科普及读物。

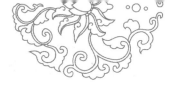

点校说明

《女科百问》又名《产宝百问》,南宋医家齐仲甫撰著。

齐仲甫南宋人,其生平事迹及生卒年月,由于历代书籍著录未备,已不可尽考至善。《中华古文献大辞典·医药卷》记云:齐仲甫于南宋宁宗时期(1195—1224)为翰林院医官,步军司医官兼太医局教授。当时分管太医院妇科工作,为南宋著名医家。齐氏通过研习历代中医论著,发现宋以前妇科专书甚为罕见,或证详而不具方;或虽有方有论,而内容繁杂;于是,"聚众方,纂成一帙",取名《女科百问》。

《女科百问》一书,观齐氏自序作于"嘉泰康辰之时",然查《中国历史纪年表》,南宋宁宗嘉泰年号仅有四年,即辛酉、壬戌、癸亥、甲子,而康辰岁乃是宁宗嘉定十三年(1220)。故"嘉泰"当属"嘉定"之误,据此本书应初成于公元1220年。

《女科百问》全书凡二卷,以问答形式将有关妇人的生理、病理、病机、经、带、胎产及妇科杂病等内容,归纳为一百个问题,逐一解答,故称《百问》。上卷五十问,为天癸、经候、血分、经带诸病之证治;下卷五十问为妊娠胎产诸病之证治。每问均有理法方药,条理清晰,内容简明,并附有验案,以证之临床,其方多效。是一部综合性的妇科文献,比明代陈自明所撰《妇人大全良方》早30余年,被世人誉为第一部妇产科普及读物。

此书实为齐氏一生诊治妇科疾病经验之所在,所用治方,广而不杂,药力专平,井然有序,易于临证使用。所以,此书付梓印行后,对中医妇科学的发展具有重要影响。后人闵齐伋在复版再刊时加序言到:"南宋齐公重闵此情,设为《百问》,次以受病之因,次以治病之法。有不可问者,百问问之;有不便答者,百答答之,使人自晓其因,而人自谙其治,可无烦先生之三指也。讵不贤于四术也耶! 是故女科之书充栋,皆活一人者也。《百问》成,而九十九人者生矣。"闵氏之言虽过于溢美,但由此可见,后世医家对《女科百问》一书还是相当器重的,对齐氏的学术思想,特别是其于妇科学方面的成就还是给予了充分的肯定。

本书在编写过程中,除引用了《内经》《难经》等经典著作外,还参考了历代专著和专论,见于文中的主要有:晋代皇甫谧《针灸甲乙经》、隋代巢元方《巢氏诸病源候论》、汉代张仲景《伤寒论》、宋代陈言(无择)《三因极一病证方论》等。齐氏虽取材上述诸书,但非原文照搬,而是根据临床实际和自己的经验进行选择,故使本书更加系统和完整。

本书自嘉定十三年(1220)刊行问世后,受到后世医家的推崇。曾多次翻刻,流传较广。但至今尚未有人对本书进行校注整理,现点校出版,以应广大读者临证之需。今存版本全国计有10多种。此次校注所选底本为清乾隆元年(1736)聚锦堂刻本之影印本,以清乾隆六十年乙卯(1795)聚锦堂刻本、《珍本医书集成》本为校本。

本书之校勘方法以对校、本校为主。此外,根据书中引用文献的不同情况,进行了他校。

本次点校,采用简体横排形式,在点校过程中,主要按以下原则进行处理。

一、采用现代标点方法对原书加以句读、标点。

二、凡底本中因写刻致误的错别字,

如薄荷写作薄苛,一写作乙,蝥写作猫等,予以迳改;俗写体、异体字、古今字、通假字,如淫与滛,涩与濇,脉与脈,效与効等,均以简化字律齐,不出校。另"脏"与"藏"均以"脏"律齐。

三、凡底本与校本互异,若显系底本脱误衍倒者,予以勘正,并出校注明据补、据改、据删之版本,书名或理由;若难以判定是非,或两义均通者,则出校并存,或酌情表示倾向性意见;若属一般性虚词而无损文义者,或底本不误则显系校本讹误者,一般不予处理。

四、原书方剂中"右"字,按横排习惯改作"上"。

因水平所限,疏漏错误难免,祈望贤达赐正。

点校者
一九九六年六月

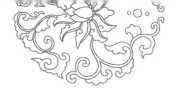

女科百问序

　　齐仲甫先生在宋为医局教授,分治妇人一科,尝撰《女科百问》二卷、《产宝杂录药方》一卷。往藏于吾乡少司马容庵金公家,讷斋翁取而录之。每遇国中女妇诸证,凡与所问答相结合者,即用其方疗之,靡不立效。尝语太保石冈公曰:"此书有功济阴,盍梓之以传?太保历宦南北,宣犹不暇,几欲成翁之志不果。兹冏卿小石君疏允乞闲,因捡故箧,始取而刻之,曰:此吾祖父志也,刻成持以过我,属引其端。余惟医家立论处方,书之种类多矣。自黄帝、岐伯设论反复,词简义深,是为医学之祖,嗣是专门名家互有误著,大抵溯其意而推衍之,其实不能外轩岐而别立一说也。顾人生疾病殊科,而妇人所患比之男子不啻苁。矧胎产前后,防闲不密,调治失宜,则祸在瞬息。然则先时预待,临证考求,安得易易图之。顾其立论处方,散见各书中者,非不明白简要,而条理节目或者未详,以此见闻不广,学者病焉。仲甫在当时专领此科,乃深求玄理,广集旧闻,撰成此帙,用心良苦,观其借问答而推其致病之由,据辨论而立以疗治之法,论匪无稽,法咸有据,要之,萃前人之意而间以独得之见参焉,岂非妇人科中之至宝至宝者欤?抑余尝谓:自古在昔,婚姻以时,胎教有法,是以胤嗣端良,灾疢罕有。乃今未知为人父母之道,而有子方抱孕在身,罔知禁忌,及免身未久,凡百任情,此则教化不明,无怪乎病之易生,而民之多夭也。昔人谓"不治已病治未病"以论胎产,尤为要语。余览是书卓有源流,深探标本,盖不专恃汤液以为功者。学者能考其答问之意,取其方而斟酌用之,其图难于易,转危而安,有补造化,岂其微哉!此固先生所望于后人,而亦讷斋翁济人之本意也。翁姓王氏,名纶,字廷言,为吾乡前辈硕儒。以太保公贵，迭受崇封，乡有遐算，流庆哲孙，克世其家。乃囧卿致位通显，勇退完名，今惟闭门缉学，日以绳武继志为心，兹刻亦绳继之一端也。

隆庆辛未夏六月九日，赐进士出身南京尚宝司卿致仕，诏进朝列大夫前中顺大夫南京太常寺少卿改江西按察司佥事奉，敕提督学政石城居士许谷撰

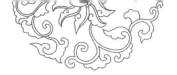

女科百问序

　　医道肇于上古，经纶著于往圣，治医设官始于周，于是圣王好生之心、良医生生之道达于天下后世矣。周末秦越人尤善其事，至邯郸即为妇人医。妇室专科，昉于此乎？然未有成书也。濮阳李师圣施郭稽中《产论》二十一篇，盛行于世，而产前无方，至《巢氏病源》证详而方不具，《太平圣惠》有方而杂见，外此则未有闻也。史所载录《妇人婴儿》十九卷、《杨氏产乳集验》三卷，皆有录无书。妇人受病，比男子倍多而难治，况产蓐尤为急务，命系须臾，可不详谨？恭惟圣朝列圣继承，念民疾疢，创学设科，厘为十三科，各有专习，回视成周，不惟其官惟其学，不惟其学惟其科，于是妇室始专科矣，可无成书乎？仲甫分识其科，医学不敢怠事，辄忘蒙昧，尝集众方，纂成一帙，目曰（女科百问》。又自孕元胎始，气形将护，产前后诸杂病证，附为《产宝杂录》，虽不敢望古述作之万一，然剖析酬答，明白易见，庶几有补万一。且一病必对数药，区区本志，本为病家居处僻左，有是证，用是药，虽非医家，亦能愈疾，免致束手无措，故著为此书，既欲其行于世，岂可不闻于朝，僭欲上进。惟是寡陋孤闻，虑考订未详，方证讹舛，高明同志，能述而证者，不亦为万世之幸矣乎！

时嘉定庚辰春二月吉旦，太医局教授齐仲甫谨序。

女科百问

为轩岐之言者曰:宁医十丈夫,不医一婴儿;宁医十婴儿,不医一女妇。夫然则女病之效于医而获比于丈夫之数者,百人中不能一人耳,彼九十九人者何如哉?等人耳,非九十九人之难为治也。盖医之候病,止于四术,而切脉为下。然望、闻、问三事可施诸丈夫、婴儿,而每穷于女妇,彼朱门艳质,青琐静姝,謦咳莫聆,色笑谁觑?望与闻既以嫌远矣,所恃之一道。而其受病也,不于床第不可说之地,则为悒郁莫能喻之惊。其为证候也,非关经产,即属带淋。可云某事曾否有无?某处如何痛痒?某物若为色状?问之则医危,不问则病危。虽然,胡可问也?于是病者择言而授指奶妪,奶妪展转而传语主人,主人未言先赤其面,欲言更恧其词,乌三变而成白,尚有真病入于先生之耳哉?三指之下，所得几许？又安能浅深细按，如丈夫、婴儿之得从容谈笑以究其故也？无已，而为之说曰：医者意耳。夫舍四术而至求之于意，无惑乎其难之也矣。南宋齐公重闵此情，设为《百问》，次以受病之因，次以治病之法。有不可问者，百问问之；有不便答者，百答答之，使人自晓其因，而人自谙其治，可无烦先生之三指也，讵不贤于四术也耶！是故女科之书充栋，皆活一人者也。《百问》成，而九十九人者生矣。

崇祯庚辰岁三月十日为予悬弧之岁之月之日，乌程闵齐伋序。

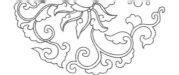

目　　录

I

女科百问卷上

门生翰林医证入内,内宿寿明慈睿殿。应奉侍卫步军司医官兼太医局教授齐仲甫撰。

第一问 精血以分男女之本源者, 何也?

答曰:男子以精为本,女子以血为源。男子为阳,阳中必有阴,阴中之数八,故一八而阳精降,二八而阳精溢。女子为阴,阴中必有阳,阳中之数七,故一七而阴血升,二七而阴血溢。阳精阴血,皆饮食五味之实秀,为男女之本源也。方其升也,智虑开明,齿牙更始,发黄者黑,筋弱者强。暨其溢也,凡充身肢体,手足耳目之余,虽针芥之处,无有不至。凡子形肖父母者,盖其精血,曾于父母之身,无所不历也。是以父一肢，则子一肢不肖其父母。一目亏，则子一目不肖其父母。然雌鸡牝兽无天癸而成胎，何也？鸟兽精血往来尾间也。精未通而遇女子通其精，则五体有不满之处，异日有难状之疾。阴已痿而思色以降其精，则精不出而内败，小便道涩而为淋，精已耗而复竭也。女人天癸既至，逾十年无男子合则不调；未逾十年男子合，亦不调。不调则旧血不出，新血误行，或渍而入骨，或变而为肿，或虽合而难子；合男子多，则沥枯虚人。产乳众，则血枯杀人，观其精血，思过半矣。

第二问 古法男子三十而娶，女子二十而嫁者，何也？

答曰：天以刚阳为尊，地以柔阴而卑，则乾坤之体定矣。若天不刚阳，地不柔阴，是乾坤之体不定矣。夫乾道成男，男自子位左旋，积三十岁而至巳，所以男及三十而娶，当是之时，天阳已刚也。坤道成女，自子位右旋，积二十岁而至巳，所以女二十而嫁，至斯之际，地阴以顺也。故及其时得子，皆强，所谓乾坤之体定矣；不及其时而嫁娶者，则刚阳柔阴，必有所亏也。

第三问　妇人感病倍于男子者，何也？

答曰：夫妇人者，众阴之所集，常与湿居。十四以上，阴气浮溢，百想经心，内伤腑脏，外损姿容。月水去留，前来交互，瘀血停凝，中道绝断，其中伤堕不可具论。冷热脏腑，虚实交错，恶血内满，气脉耗竭。或饮食无度，损伤非一；或胎疮未愈，合其阴阳；或行步风来，便利于悬厕之上。风从下入，便成十二瘕疾一作三瘕之疾，所以妇人别立其科也。若是四时节气，虚实冷热为患者，故与丈夫治法同也。惟妊娠而挟病者，避毒药，恐或伤胎耳。大抵妇人以其慈恋憎爱疾妒忧恚，染着坚牢，

情不自制,所以为病根深,疗之难差,故倍
于男子之病者,此也。

第四问　何以谓之天癸?

答曰:谓壬癸北方水干也。壬为阳
水,配丁而化木。癸为阴水,合戊而化火。
经云:水火者,阴阳之征兆也。且妇人者,
众阴之所集,以阴类阴,故得水之癸于也。
女至二七,肾气全盛,冲任流通,经血渐
盈,应时而下,天真之气殊降与之从事,故
云天癸也。《内经》云:二七而天①癸至,
任脉通,太冲脉盛,月事以时下,故有子。
然冲为血海,任主胞胎,阴静海满,二者相
资,故令有子。

第五问　何以谓之经候?

答曰:夫女子十四天癸至,肾气全盛,
冲流任通,血渐盈,应时而下。常以三旬
一见,愆期者病,故谓之经候。然经者,常

---

① 天:原文脱,据《内经》补。

也。候者,谓候一身之阴阳也。经常之气,伺候而至,若潮候之应乎时也,天真之气与之流通,故一月一次行,平和则不失乎期,所以谓之经候,又名月水也。

第六问　经候或前或后,多寡不定者,何也?

答曰:夫妇人病,多是月经乍多乍少,或前或后,时发疼痛,医者一例呼为经病。不曾说得是阴胜阳,是阳胜阴,所以服药少得有效。盖阴气盛乘阳,则胞寒气冷,血不运行。《经》所谓天寒地冻,水凝成冰,故令乍少而在月后。若阳气盛乘阴,则血流散溢。《经》所谓天暑地热,经水沸溢,故令乍多而在月前。当和其阴阳,调其气血。以平为福。

阳气胜阴,月假多者,当归饮:抑阳助阴,调理经脉。

当归去芦,微炒　熟地净洗,酒蒸,焙干　川芎　白芍　黄芩小半　白术各等分上为粗末,每服三钱,水盏半,煎至八分,食前热服。

沉香降气汤:顺气道,通气脉。

乌药　沉香　香附　甘草　砂仁各等分

上为细末,每服二钱,空心盐汤调下。

阴气胜阳,月假少者,七物汤:治妇人营卫气虚,经水愆期,或多或少而腹痛。

当归　芎䓖　白芍　蓬术　川姜熟地酒蒸,焙干　木香各等分

上为粗末,每服四钱,水一盏,煎八分,温服不拘时。

紫石英圆:治妇人病多是月经乍少,或在月后,时发疼痛。

紫石英水研飞　禹馀粮烧醋淬　人参龙骨　川乌头泡去皮尖脐　桂心不见火　杜仲去皮,姜制,炒黑　桑寄生　五味子　远志去心　泽泻　当归去芦　石斛去根,酒炒　苁蓉酒浸洗　干姜炮,各一两　甘草炙,半两　川椒去目并合口,炒,地上出汗　牡蛎固济,火烧通红,各

半两

上为细末，炼蜜为丸，梧桐子大，空心米饮下，三十丸至五六十丸。

以上无求子方。

金华散：治妇人经血后热，崩漏不止，口苦舌干，经候不通，并宜服之。

玄胡索　瞿麦　当归　牡丹皮　石膏二两　干葛各一两　蒲黄半两　桂心　葳灵仙各三分，凡方中云一分者二钱五分也

上为粗末，每服二钱，水一盏，姜三片，煎至六分，空心服。

以上养生席判官方。

通经丸：治妇人室女月候不通，疼痛，或成血瘕。

桂心不见火　青皮去白　大黄炮　干姜　川椒炒去目　蓬术川乌泡去皮尖　干漆炒去烟出　当归　桃仁炒去皮尖。以上各等分

上为细末，将四分用米醋熬成膏，和

餘六分末成剂，臼①中治之，丸如桐子大，阴干，每服二十九，空心食前米饮汤下，加至三十九，温酒亦得。

五灵脂散：治经候不止。拯济方。

五灵脂为末，炒令过熟，出尽烟。每服二钱，当归二片，酒一中盏，煎至六分，去滓热服，连三服立效。如血室有干血，用醋一盏，煎七分，和滓空心热服。

温经汤：治冲任虚损，月候不调，或来多不断，或过期不来，或崩中去血，过多不止。又治曾经损孕瘀血停留，少腹急痛，发热下利，手掌烦热，唇干口燥，及少腹有寒，久不受胎。

丹皮　阿胶碎炒　当归去芦　人参去芦　川芎　甘草炒　肉桂去粗皮　芍药各二两　吴茱萸三两　半夏各汤洗七次，二两半　麦门冬去心，五两半

上为粗末，每服三钱，水一盏半，生姜

———————

① 臼：原为"柏"，木名，即乌柏。臼，舂米器。且第十三问中为"臼中治之"，故此处应为"臼"字。

五片,煎八分,去滓,空心食前热服。

第七问　月水依时来不快利者，
　　　　　何也?

　　答曰:妇人月水,有四经之所主,一者冲、任二脉,二者手太阳、少阴二经。然冲为血海,任为主胞胎。二者相资,故令有子。手太阳者,小肠之经,为腑而主表,表属阳。手少阴者,心之经,为脏而主里,里属阴此二经。在上为乳汁,在下为月水。或劳伤气血,致令体虚而受乎风冷,风冷客于经络,搏于血气,血得冷则壅滞,故令月水不宣利也。

　　养营汤:治妇人血海虚弱,心忪恍惚,时多惊悸,或发虚热,经候不调。

　　白芍　川芎　当归　熟地　青皮
姜黄　川姜　丹皮　海桐皮　五加皮
白芷

　　上为㕮咀,每服五钱,水盏半,姜五片,乌梅一个,煎至一盏,去滓温服,不拘

时候。将此药送下紫桂丸七十粒。（紫桂丸

方见四十九问）。

第八问　经水欲行,先身体痛或腹痛者,何也?

答曰:经脉者,行血气,通阴阳,以营卫周身者也。血气盛,阴阳和,则形体适平。或外亏卫气之充养,内乏营血之灌溉,血气不足,经候欲行,身体先痛也。或风冷之气,客于胞络,损伤冲任之脉,及手太阳、手太阴之经,故月水将下之际,血气与风冷相击,所以经欲行而腰痛也。

趁痛饮子:治经脉虚寒,身体疼痛。

虎骨五铢　茯苓　甘草　藁本　防风
白芷各二铢　当归　白芍　续断　吴术
附子各三铢

上为粗末,每服五钱,水二盏,姜五片,枣二枚,煎至一盏,去滓温服,不拘时。

温经汤:治风寒客搏经络,小腹作痛。

当归　川芎　白芍　官桂　丹皮

蓬术各半两　人参甘草　牛膝各一两

上为粗末，每服五钱，水二盏，煎八分，食前服没药除痛散，逐寒邪，疗腹痛。

蓬莪术炮一两　当归焙　玄胡索　五灵脂　肉桂　良姜炒　蒲黄炒各七钱半　甘草　没药各半两

上为细末，每服三钱，温酒调下。

杨氏谓：妇人每经欲行，必先腹痛，令服撞气阿魏圆，酒调大圣散下，数服愈，经行不复痛矣。

撞气阿魏圆（大圣散见宋《局方·妇人门》）：茴香炒香　陈皮去白　青皮去白　川芎　丁香皮炒　蓬莪术炮　甘草　缩砂仁　肉桂去粗皮　白芷炮各半两　生姜四刃切，盐半两腌一宿，炒黑　胡椒二钱半　阿魏二钱半，醋浸一宿，以面同为糊

上末阿魏糊为圆，鸡豆大，每药一斤，朱砂七钱为衣，常服一粒，嚼烂，醋汤茶酒任下。

滋血汤：治血风虚，经候涩滞，经脉不

通,四肢麻木,肌体浑身疼痛,倦怠将成痨瘵。

马鞭草　荆芥穗各四两　丹皮一两　赤芍　枳壳　肉桂当归　川芎各二两

上为粗末,每服四钱,乌梅一个,水煎,食前服。

琥珀散:治月经拥滞,心腹疼痛,及治产后恶露不快,血上抢心,迷闷不省,气绝欲死。

京三棱煮　蓬术煮　赤芍药煮　刘寄奴煮　牡丹皮煮　官桂　菊花　蒲黄　熟地　当归各一两

上将前五味,用乌豆半升,生姜半斤切片,米醋四升同煮,豆腐烂为度,焙干,入后五味同为末,每服二钱,温酒调下。

第九问　月水闭绝不通,何也?

答曰:夫月水不通,因风冷客于胞络,或醉以入房,或为血枯、血瘕、血癥,或因堕坠惊恐,皆令月水不通也。《病源》云:

血性得温宣流，得寒则涩闭，既为冷所结搏，则月水不得通行。若肠中鸣者，则月事不来，不来因冷干于胃腑。或醉入房者，则内气耗损，劳伤于肝经。或吐血、唾血、下血，谓之脱血，使血枯于中，为积块血痕、血癥，名曰血聚，使营结于内。心主行血，堕坠惊恐，神无所倚而血散，亦令月水不通也。

顺营汤：治妇人血积血块痕癥，腹大内有块形，筑筑作痛，久无寒热。

大黄一两，酒浸，蒸熟，锉　当归一两　荜茇半两　鬼腰带各一两，腰带一两作箭　枳壳一两，去穰，麸炒　赤芍药半两　猪牙皂角半两，火上炙者

上为㕮咀，每服一两，纯酒二盏，煎至一盏，去滓，食前温服。

滋血汤：治劳过度，致伤腑脏，冲任气虚，不能约制其经血，忽暴下，谓之崩中。或下鲜血，或下瘀血，或下血片，或下五色，连日不止，淋沥不断，形气羸劣，倦怠困乏，或月水闭绝，气不升降。

马鞭草　牛膝　荆芥穗各四两　丹皮

赤芍　枳壳　肉桂　当归　川芎各二两

每服四钱，乌梅一个，水煎，空心服，至半月或一月，经脉自通。

桃仁煎丸：治血瘕血积，经候不通。

桃仁去皮尖,面炒黄　大黄湿纸裹蒸　川朴硝各一两　虻虫半两,炒黄

上为末，以醇醋二升半，银石器中慢火煎取一升半，下大黄桃仁虻虫等，不住手搅，欲团圆，下朴硝，更不住手搅，良久出之。圆如桐子大，前一日不用吃晚食，五更初，用温酒吞下五粒，日午取下，如赤豆汁鸡肝虾麻衣。未下再服，血鲜红即止，续以调气血药补之。此《千金方》出。

万病丸　见六问中

第十问　虚劳之病何以得之？

答曰：夫有劳役之劳、有劳伤之劳、役之劳。所用太过，脏腑之气失其常度，所以致疾。虚则已有所亏，劳则因有所损，

其积之有渐，成之有日，岂一朝一夕而骤致哉！巢氏云：五劳六极七伤，谓之虚劳也。今寻原指要而论之。若腹胁有块，大小成形，按之不动，推之不移，久久令人寒热如疟，咳嗽，面目浮肿，动辄微喘，日就羸瘦，此系暴怒惊恐，气上而不下，动伤于肝，气聚而不散，结而成形，积久而变劳。又有日顿羸瘦，气短乏力，腰背牵急，膝胫酸痿，小便或赤，或白而浊，带下不禁梦与鬼交，翕翕如热，骨肉烦疼，此系房劳过度，精耗气竭，得之于肾，为劳尤速也。

柏子仁圆：治妇人血闭不通，渐成痨瘵。

柏子仁别研　当归洗　熟地　白茯苓　丹皮　卷柏　白芍药　石斛　巴戟去心　肉苁蓉酒浸　山药　杜仲　白薇　蒲黄　枳壳　肉桂　京三棱煨　蓬术煨　覆盆子　枸杞子各一两　附子炮去皮脐，半两

上为细末，炼蜜丸梧桐子大，每服五十丸，温酒或米饮下，空心食前。

人参锉散：去热解劳，调顺经水，滋养新血。药性中和，退热无大寒极冷之剂。

黄芪三分　黄芩　赤茯苓　白术　熟地　赤芍药　麦冬各一两　柴胡半两　人参　知母　当归　甘草炙，各三钱五分。

上并生锉如麻豆大，焙干，入磁器中收，每服四钱，水一盏半，竹叶、灯心三寸长，各七茎，同煎七分，去滓温服，不拘时候，日三服，如病退不必服。

沉香煎：治暴怒惊恐，气逆上而不下，动伤于肝，气聚而不散，结而成形。

石斛五两　川椒炒去目　附子炮去皮脐　秦艽去土　柴胡去苗　沉香　木香　鳖甲醋煮，刮去筋膜　黄芪二两　槟榔各二两

上为细末，先用新枸杞十斤，洗，略槌碎，法酒二斗，煮取七升，取枸杞根，别用法酒三升，洗，拍令净，与酒一处，更入蜜四两，煮成膏。和前件药末，丸如桐子大，米饮下三十丸，食前日二服。一方加柴胡二两。《杨氏方》妇人患脾血病，时觉腹

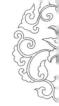

痛恶心,五心烦热,如劳之状,或进或退,经候行而食惊恐所致,令服《局方》四物汤加吴茱萸同煎,温服,病愈。

逍遥散:四物汤加柴胡。又正方:白茯苓 白术 白芍柴胡 当归 甘草 人参

每服用煨姜一块,薄荷少许,不拘时,煎服。

胶艾汤:治劳伤气血,冲任虚损,月水过多,淋沥漏下,连日不断,腹脐疼痛;及妊娠将摄失宜,胎动不安,腹痛下坠;劳伤胞络,胎损漏血,腰痛闷乱;因损动胎,上抢心,奔冲短气;因产冲任气虚,不能约制经血,淋沥不断,延引日久,渐成赢瘦。

熟地 白芍 当归 艾叶微炒 阿胶炒黄 芎劳 甘草炙,各二两

上为咬咀,每服四钱,水一盏,酒六分,煎八分,去滓,食前热服,甚者连服内补当归丸见五十三问。

第十一问　妇人卦数已尽，经水当止而复行者，何也？

答曰：《经》云：男子生于寅，寅为木，阳也。女生于申，申为金，阴也。寅属木，阳中有阴。男子得八数，故八岁齿更发长，骨之馀生齿。男子以气为本，八八则卦数已尽，尽则阴精瘘。申属金，阴中有阳。女子得七数，七岁齿更发长，血之馀生发。女以血为主，七七则卦数以终，终则经水绝止。《内经》云：七七任脉虚，太冲脉衰少，天癸竭，地道不通，故形坏而无子也。或劳伤过度，喜怒不时，经脉虚衰之馀，又为邪气攻冲，所以当止而不止也。

茸附养真汤：补冲任，调血气。

干姜四两　　肉桂　　当归　　附子炮各二两

鹿茸三两,酒炙　　牡蛎煅二两　　防风二两

龙骨二两生

上为㕮咀，每服半两，水二大盏，煎至八分，去滓，不拘时，温服。

补中芎劳汤：治风虚冷热，劳损冲任，月水不调，崩中暴下；产后失血过多，虚羸腹痛，或妊娠胎动不安，血下。

当归　干姜炮,各三两　川芎　黄芪蜜炙　茱萸汤洗七次　白芍　甘草炙　熟地　杜仲炒,令丝断　人参各一两

上为㕮咀，每服三钱，水盏半，煎一盏，去滓热服，空心食前。

当归散：天癸已过期，经脉不匀，或三四月不行，或一月再至。问云：七损七益？谓：女子七数尽，是经候不依时者，血有馀也，不可止之。但令依时，不腰痛为善。

当归　川芎　白芍药各一两　白术半两　黄芩各锉碎,炒,各一两。如冷去芩，加官桂　白术半两　山茱萸炮一两半

上为细末，每服二钱，酒调下，空心服，一日三服。

第十二问 何谓避年？

答曰：王氏云：有一妇人，女年十五岁来诊，言女年十四时，经水自下，今经反断，其母言恐怖。师曰：此女为是夫人亲女非耶？若亲者，当相为说之。妇人因答言：是自女耳。师曰：所以问者无他，夫人年十四，亦以经水下，所以女至此而断，是谓避年。勿怪，后当自下。

拱辰丹：夫方当壮年，而真气犹怯，此乃赋禀素弱，非虚衰而然也。憯燥之药，尤宜速戒。勿谓手足厥逆，便云阴多，如斯治之，不惟不能愈疾，大病自此生矣。滋益之方，群品稍众，药力微细，难见功效。但固天元一气，使水升火降，则五脏自和，百病自去，此方主之。行在孙琳郎中方，葛丞相夫人少时服之，极效。

鹿茸酥炙, 去皮毛, 四两　山茱萸新好红者, 四两　当归四两　麝香半两, 别研

上三件为末，入麝拌和，酒煮，面糊为

丸,如桐子大,每服一百粒或五十粒,温酒或盐汤下。

第十三问 室女经候,当行不行者,何也?

答曰:室女者,乃未出闺门之女也。不以妍丑,至十四五岁,容貌皆红嫩者,谓之质朴未散。庄子云:绰约,如处子者是也。当此之际,经脉来时,俗呼为红脉。或因惊恐,或冷气击搏,所以当行而不行也。

通经圆:治妇人室女月候不通,疼痛或成血瘕。

严氏方内加玄胡索、赤芍、减川乌。

桂心不见火　青皮去白　大黄炮　干姜炮　蓬术　川乌炮去皮脐　干漆炒　当归桃仁去皮,炒　川椒去目,炒出汗,各等分

上为细末,将四分用米醋煮成膏,和馀六分末剂,白中治之。如梧桐子大,阴干每服二十九,用淡醋汤下,加至三十九,

温酒亦得,食前服。

桃仁散:治妇人室女血闭不通,五心烦热。

红花　当归　杜牛膝　桃仁别研

上四味各等分,为细末,每服三钱,温酒调下,空心食前。

第十四问　未出闺门女有三病者,何也?

答曰:未出闺门女,即室女也。一病者经水初下,阴中热,或有当风,或有扇风者;二病者,太冲脉盛,气则内热,以寒水洗之;三病者,或见血下惊怖。若三病者,有一之所受,后必生带下之疾也。

神仙聚宝丹:治妇人血海虚寒,外乘风冷,搏结不散,积聚成块,或成坚瘕;及血气攻注,腹胁疼痛,小腹急胀;或时虚鸣,呕吐痰沫,头旋眼花,腿膝重痛,面色痿黄,肢体浮肿,经候欲行,先若重病,或多或少,带下赤白,崩漏不止,惊悸健忘,

小便频数；或下白水，时发虚热，盗汗羸
瘦。此药不论胎前产后，室女并宜服之。
常服安心神，去邪气，逐败血，养新血，令
有子，亦能除诸病。

木香研令末　琥珀别研　当归　没药别
研,各一两　滴乳一分,别研　麝香一钱,别研　辰
砂一钱,别研

上研令细，和滴冷熟水捣为丸，每一
两作一十五丸，每服一丸，温酒磨下。胎
息不顺，腹内疼痛，一切难产：温酒和童便
磨下，不拘时候；产后血晕，败血奔心，口
禁舌强，或恶露未尽，发渴面浮：煎乌梅
汤，和童便磨下；产后气力虚羸，诸药不
效：和童便磨下；室女经候不调：每半丸，
温酒磨下。

第十五问　妇人多惊者,何也?

答曰：妇人者，众阴之所集，而以血为
之主。夫心主行血，脾主裹血，肝主藏血。
因产褥过伤，或因喜怒攻损，是致营血亏

耗。《内经》云:血气者,人之神,血既不足,神亦不定,所以惊怖。《巢氏》有"风惊悸候"云:心藏神,为诸脏之主。若血气调和,则心神安定。若亏损,则心神怯弱,故风邪乘虚于之,防以惊悸,若久不止,则变为恍惚也。

经济丹:治妇人血气不足,营卫俱虚,心气不定,夜卧惊怖,梦寐不祥,心虚自汗,乏力倦怠,饮食减少,咳嗽痰实,常服补心养血,安神定志,令人血壮气实,极有神效。

白茯苓　白茯神　白芍药各一两　远志去心,一两　乳香半两,别研　当归一两,酒浸　酸枣仁去壳,炒,半两　人参一两　没药一两研　朱砂别研,半两　石菖蒲一两真者

只用枣仁丸亦得。上十味为末,炼蜜为丸,桐子大,将朱砂为衣,每服三十丸,加至五十丸,枣汤参汤食前任下,食后亦可。

坎离丹:既济水火,补心滋肾。白浊、

梦遗。

辰砂一两，另研　酸枣仁酒浸，去壳研，一两，净　附子一个，去皮脐　乳香半两，令隔水乳，钵细研入。

上先用附子碾细罗末，次入三味和匀，炼蜜丸如鸡头大，每服一粒温酒下，空心一服，须是腊月合，磁器盛之。

石斛散：治虚劳羸瘦，乏力少食，倦怠多惊畏。

石斛四钱，去根净洗，锉，酒炒　牛膝酒浸柏子仁去皮，研　五味子　远志炒　杏仁去皮尖，炒　木香　肉苁蓉酒浸，焙干　诃子肉炮　青橘皮　柴胡　人参　熟地蒸，各三钱白茯苓四钱　甘草二钱，炙　干姜一钱半，炮　神曲研，炒　麦蘖各六钱

上为细末，每服二钱，米饮调下，食前日二三服。

第十六问　妇人多因风冷而生诸疾者,何也?

答曰:风乃阳邪也,冷乃寒气也。风随虚入,冷系劳伤,夫人将摄须理,则血气调和,风寒暑湿不能为害。若劳伤血气,便致虚损,则风冷乘虚而干之;或客于经络,则气血凝涩,不能温养于肌肤;或入于腹内,则冲气亏虚,不能消化于饮食,大肠虚则多利,子脏寒则不生;或为断绝,或为不通者,随所伤而成病,皆不逃乎风冷之气也。

补阴丸:治妇人百疾,或经不调,或崩中漏不止,腰腿沉重,脐腹作痛,潮热往来,虚烦自汗,中满气短,呕哕不时,肢体酸疼,不思饮食,日渐瘦弱。此药顺肌体,悦颜色,调营卫,逐风寒,讲饮食。化痰涎。

熟地　生地各七两　白术五两　苍术五两半,泔浸一宿　藁本去土　牡丹皮　当归

秦艽四味各十两　　细辛七两　　肉桂去皮,八两　甘草炙,六两半　蚕退布烧存性,七两　　大豆黄卷炒烟去,六两半　枳壳六两,麸炒　　陈皮六两,去白　干姜炮　羌活各五两　白芷六两　白茯苓六两　糯米三升,炒黑色,火烟出

上件细末,蜜丸,每一两作十九,每服一九,温酒化下,醋汤亦得,食前。

丹钻丹:治一切虚寒冷病。

鹿茸　灵砂　白龙骨　川椒　阳起石　牡蛎粉　肉桂肉苁蓉　石斛　川巴戟　木贼　泽泻　天雄酒浸,炮　沉香菟丝子酒浸　腽肭脐各一两　磁石醋淬　麝香各半两

上为细末,炼蜜为丸,梧桐子大,每服一百丸,温酒或盐汤下。

第十七问　妇人多头眩而冒者,何也?

答曰:眩者,晕也。谓转运之运,世为之头运者是也。冒者,冒蒙之冒,世为昏

冒者是也。《明理论》曰：眮非毛而见其毛，眩非玄而见其玄。眮，谓眼花也。眩，谓眼黑也。《针经》云：上虚则眩，下虚则厥，眩虽为虚，盖风家亦有之者，风主运动故也。妇人头运，挟痰多呕吐者，状若醉头风也。

芎羌散：治妇人患头风者，十居其半，每发必掉眩，如在车上。盖因血虚，肝有风邪袭之耳。《素问》云：徇蒙招尤，目瞑耳聋，下实上虚，过在足少阳、厥阴，甚则入肝，盖谓此也。方比他药，捷而效速。

川芎一两　当归三钱　羌活　旋覆花　细辛　蔓荆子　石膏生　藁本　荆芥穗　半夏　防风　熟地　甘草炙，各半两

上为粗末，每服二钱，水一大盏，姜五片，煎至七分，去滓，温服，不拘时候。气虚者，此药送养正丹五七十粒。

玉真圆：治肾气不足，气逆上行，头痛不可忍，谓之肾厥。其脉举之弦，按之石坚。一本作不坚

硫黄二两石膏 硬者不煅研半夏 汤洗七次,各一两硝石一分,研

上为细末,研和生姜,汁糊为丸,如桐子大,阴干,每服三十丸,生姜汤、米饮汤下。更灸关元穴百壮,良方中硫黄丸亦佳。

醉头风饼儿:僵蚕去丝嘴　天南星

上件各等分,细末,生姜自然汁和,作饼,如折二钱大,厚五分,阴干。每服一饼,同平胃散四味者三钱重,水三大盏,姜五片,枣二个,先煎平胃散一沸,次下饼子,槌碎入,同煎一二沸,通口服。

桃红散:治男子妇人气虚,攻注头目① 昏眩,偏正头疼,夹脑风,两太阳穴疼,眉棱骨痛,及治风痰恶心,头运欲倒,小儿伤风鼻塞,痰涎咳嗽,并宜服之。

川乌一两　草乌八钱　天南星半两以上三味,水洗三次　麝香脑子各一钱②　朱砂半两别

————————

①　目:原为日,据《珍本医书集成》本及文意改。

②　各一钱:原为一钱,据《珍本医书集成》本改。

研细

上为细末，每服半钱，薄荷茶调下，温酒亦得。

第十八问　妇人身体疼痛，流注不定者，何也？

答曰：身体疼者，其证不一：太阳证，表未解，法当身体疼痛。太阳中湿，一身尽痛。若脉沉身体自利，痛者阴也。身重背强，腹中绞痛，咽喉不利，身如被杖者，阴毒证也。若风邪乘虚在于皮肤之间，淫淫跃跃，若刺一身尽痛，伤侵血气，动作如蛊毒之状者，巢氏谓风蛊也。

虎骨散：治妇人血风攻注，身体疼痛。

虎胫骨一两半　桂心　芎䓖　海桐皮　当归　牛膝　天麻　附子　骨碎补各一两　羌活半两

上为细末，每服一钱，空心温酒调下。

透经汤：治身体疼痛。

五积散半两　生附子二钱

上件用水二盏,姜七片,枣二枚,煎至八分,去滓,入麝少许,再煎三四沸,通口服,不拘时候。

麝香丸:治白虎历节,诸风疼痛,游走无定,状如虫啮,昼静夜剧,及一切手足不测疼痛。

川乌<small>大八角者三个,生</small>　全蝎<small>二十一个,生</small>　黑豆<small>二十一粒,生</small>　地龙<small>半两,生</small>

上为细末,入麝半字,同研,和糯米糊为丸,如绿豆大。每服七丸,甚者十丸,夜令膈空,温酒下,微出冷汗,一身便差。予得此方,凡是历节及不测疼痛,一二服便差。在歙川日,有一贵家妇人,遍身走注疼痛,至暮则发,如虫啮其肌,多作鬼邪治之。予曰:此正历节病也,三服愈。凡云一字者,二分半也。

第十九问　朝食暮吐者,何也?

答曰:呕吐之病,皆系三焦不调,脾胃不和,清浊相干之所致也。大抵呕吐本二证，呕而有声，俗所谓哕是也。吐者，吐而有物，胃中虚冷则吐。若心下牢大如杯，或时寒热，朝食暮吐，脉如弦紧，则为虚寒相搏，胃气日亏，所以不能停留水谷，名曰胃反。

紫金丹：治呕吐，心腹疼。

丁香　木香　荜澄茄　胡椒　五灵脂西者　肉豆蔻煨　干姜炮　半夏末半两附子炮　硫黄、水银砂子二件如灵砂法，炒青金头角，一两

上为细末，半夏末、姜汁打糊，丸如桐子大，每服七十丸，空心米饮下。

姜合圆：疗中脘停寒，胸膈结痞，呕吐恶心，不思饮食。

木香　肉桂　附子　硇砂纸上飞，各一两

陈皮　丁香　沉香　荜澄茄　青皮去白，各一两　茴香一分炒

上为细末，次入硇砂研，酒煮面糊为丸，每一两作二十九。每服一九，以生姜一块，剜如盒子，安药在内，湿纸裹煨，令

香,去纸放温,细嚼盐汤送下。

第二十问　妇人之病多因气生者, 何也?

　　答曰:气以形载,形以气充,惟气与形,两者相待,气和则生,气戾则病。结为积聚,气不舒也;逆为狂厥,气不降也;宜通而塞则为痛,气不达也;宜消而息则为痞,婴之为瘿,留之为瘤,亦气之凝耳。《内经》曰:怒则气上,喜则气缓,悲则气消,恐则气下,寒则气收,热则气泄,劳则气耗,思则气结,惊则气乱。九气不同,故妇人之病,多因气之所生也。

　　大七气汤:治惊恐恚怒相搏而痛。

　　京三棱　蓬术　青橘①皮净洗　陈皮 藿香叶　桔梗　官桂　益智各一两　香附子去毛二两　甘草半两

　　上为粗末散,每服五钱,水二盏,姜三片,枣一枚,煎至一盏,去滓温服。

----

　　① 橘:原文为吉,据《珍本医书集成》本改。

木香顺气散：理卫气，顺三焦。

乌药　木香　香附子　姜黄　砂仁
甘草

上为哎咀，每服半两，水二锺，姜五
片，枣二枚，煎至八分，去滓温服，不拘时。

紫金丹：治气癖、气瘕、蛊胀病天台陈秀
山传到不系产方。

针砂十两　馀粮石　硫黄各二两

上先用药三件，同好醋入铁锅内，煮
干，碾为末。

平胃散十两　蓬术二两　缩砂仁　丁
香　木香　独活　黄芪　枳壳各一两　白
茯苓　大黄　黄连　黑牵牛　甘草　茱
萸　槟榔　破故纸各三两　干漆一两，顺好者，
生漆二两，亦得

上件为细末，同前药末，用酒糊为丸，
桐子大。每日三五服，不拘数，如病重则
多服。忌盐、酱、油、面、生冷等物。

第二十一问　猝然而死,少间复苏者,何也? [①]

答曰:世言气中者,虽不见于方书,然暴喜伤阳,暴怒伤阴,亦气中之源也。况忧愁不意,气多厥逆,往往多得此疾,便觉涎潮昏塞,牙关紧急。若概作中风候用药,非止不相当,多致杀人。《经》云:无故而阴脉不至,不治自己,谓气暴逆也,气复则已,故猝然而死,少间复苏者,正谓此也。

苏合香丸:疗传尸骨蒸,殗殜肺痿痃忤鬼,猝心痛,霍乱吐利时气,鬼魅瘴疟,赤白暴利,瘀血月闭,痃癖下肿,惊痫鬼忤中人,小儿吐利乳,大人狐狸等病。

苏合香油一两入安息香膏内　白术二两　丁香二两　安息香二两另为末,用无灰好酒一升,熬膏　朱砂二两水飞研　木香二两　白檀香二两　薰陆香另研一两　沉香二两　乌犀屑二两

---

① 何也:原缺,据《珍本医书集成》本补。

荜茇二两　香附子二两炒　诃梨勒煨去核,
取皮二两　麝香另研二两　龙脑研一两

上为细末,研药和,用安息膏并炼白
蜜和剂,每服旋圆如梧桐子大,早朝取井
华水,温冷任意,化服四丸。

第二十二问　病非疟之邪,四时多病寒热者,何也?

答曰:风者,阳之气也。寒者,阴之邪
也。阴气上升入阳中则发寒,阳气下陷入
阴中则发热,阴阳偏胜,寒热互作。《经》
曰:夏伤于暑,秋必病疟者是也。妇人之
病,证见寒热,邪非暑气者,皆系营卫之兆
作也。且卫者,气也。气为阳,阳微则恶
寒。营者,血也,血为阴,阴弱则发热。故
妇人寒热,多因气血之所使也。或劳伤而
体弱,或经闭而寒热。若此之类,久而不
已,则成虚损之疾也。

必应散:治久寒热,如疟状。

熟地　槟榔　陈皮　草果去皮　当归

砂仁　甘草炙　柴胡以上各等分

上为粗末，每服三钱，水二盏，姜五片，煎八分，去滓无时温服。合药时，忌鸡犬妇人见。

神健饮子：治妇人寒热。

赤芍　白术各二两　赤茯苓　当归肉桂　鳖甲　川芎　枳壳　柴胡　黄芪秦艽　桔梗　橘红　甘草各一两　木香

上为㕮咀，每服三钱，水二盏，姜五片，枣一枚，煎至八分，去滓温服，不拘时。

第二十三问　因咳嗽经候不行者，何也？

答曰：咳嗽之说，古书有咳而无嗽，后人兼言之。大抵皆从肺出，其声响亮，不因痰涎而发者，谓之咳；言其声音闻于人，痰涎上下随声而发者，谓之嗽，如水之嗽荡，能荡其真气也。况肺主乎气，《经》云：荣气之行，常与卫气相随，久嗽损气，则血亦不足，遂致经闭不行，时发寒热，久久成劳者,气血俱损之故也。

六神散:治妇人热劳咳嗽,月水不通。

柴胡_{去苗} 白术 青皮_{去白} 当归
牛膝 牡丹皮各一^①两

上为粗末,每用六两,入蜜四两,炒令
焦,入酒并童便各一碗,煎八九沸,去滓,
分作六服,空心食前。

紫菀圆:治肺气咳嗽。

紫菀 防风 桑白皮_炙 木香 贝
母 人参 款冬花 葶苈_{隔纸炒} 槟榔各一
两 杏仁_炒 天门冬_{去心一两} 甘草

上为细末,蜜丸桐子大,每服三十丸,
清米饮送下,食后服。

第二十四问　咳嗽有红痰者,何也?

答曰:《经》称:五脏六腑皆令人咳。
原其至理,虽因寒邪之为患,当分内外所
伤。《难经》云:形寒饮冷则伤肺,肺主皮
毛,自皮毛而入中者,谓之形寒。胃脉络

---

① 一:原脱,据《珍本医书集成》本补。

肺，寒而为嗽者，谓之饮冷。水饮停积于胸膈，所以为痰，痰中有血者，乃心肺之相克也。肺属金而主气，心属火而行血，以五脏而言之，心肺皆居膈上，以五行论之，金火应乎相制，故痰中有血者，此火克乎金，心胜乎肺。久而不已亦变成劳，《难经》所谓"七传者死"，亦此之类也。《褚氏遗书》云：喉有窍，则咳血杀人。肠有窍，则便血羸人。便血犹可止，咳血不易医，所以咳嗽有红痰者，多成虚劳之疾也。

平肺汤：定喘治嗽。

五味子　紫菀洗去土　陈皮去白　甘草炙　杏仁泡去皮尖　半夏汤浸七次　紫苏子　桑白皮

上为末，每服二钱，水一盏，姜四片，煎至七分，去滓温服，食后。

立验丸：治肺热而咳，上气喘急，不得坐卧，身面浮肿，不下饮食。消肿下气，止嗽。

葶苈十分，研炒为末　贝母三分　杏仁一两

半,炒去皮尖　赤茯苓　紫菀　五味子各三分

人参一两　桑白皮一两,炙

上为细末,蜜丸,梧桐子大,每服十
丸,日二服;甚者夜一服,加至三十丸,枣
汤下;肿盛者食后服。

止红散:治心肺客热,咳嗽吐血。

柴胡去苗,一两　胡黄连　宣连各半两

上为末,入朱砂少许,研和,每服二
钱,水一盏,煎半盏,通口服。

第二十五问　吐血,衄血,齿衄,舌上出血,汗血者,何也?

答曰:气属乎阳,血属乎阴,阴盛则阳
亏,阳盛则阴亏。《经》所谓阳胜则阴病,
阴胜则阳病。诸吐血、衄血系阳气胜,阴
之气被伤,血失常道,或从口出,或从鼻
出,皆谓之妄行。其脉洪数者逆,微细者
顺。阳明之经,行络于颐颔,阳明受邪,热
血从齿出也。脾气通于口,心气通于舌,
心脾二经被伤,血故从舌出也。营血内通

于脏腑,外系于经络,藏则舍于肝经,行则出于心脏,又心之液为汗,令肝心二脏俱虚,血随汗液出也。

内补芎归汤:治妇人血气羸弱,或崩伤过多,少气伤绝,腹中拘急,四肢烦热,面目无色,及唾血、吐血。

芎䓖　熟地各四两　白芍五两　桂心二两　甘草　干姜各三两　大枣四十枚　当归二两

上为粗末,每服五钱,水一盏半,煎至八分,去滓温服,不拘时。

柔脾汤:治吐血、下血、衄血。

白芍　黄芪　甘草各一两　熟地三两

上为㕮咀,每服三钱,水酒各一盏,煎八分,去滓通口服,不拘时。

琥珀散:治小便出血。

琥珀　猪苓去皮　茯苓　泽泻　滑石各一两　阿胶炒三两　车前子一①两

上为粗末,每服五钱,水二盏,煎一

————————

①　一:据《珍本医书集成》本补,原文脱。

盏,去滓温服。

第二十六问　妇人偏喜酸物,或嗜冷者,何也?

答曰:天食人以五气,地食人以五味者,酸苦甘辛咸是也。五味各有所入,酸入肝,辛入肺,苦入心,甘入脾,咸入肾,是谓五入也。肝藏血,妇人以血为主,所以偏喜酸物食者,酸入肝而养血,血得其酸物,所以舍藏也。血虚多热,邪热蓄于上焦,烦躁内生,妇人虚烦,往往多嗜冷物也。

茯苓半夏汤:治妊娠恶阻,心中愦闷,呕吐恶心,好啖咸酸物。

旋覆花　陈皮　桔梗　白芍　人参　甘草炙　芎藭各半两　赤茯苓三分　干熟地　半夏汤洗十遍,一两一分

上为粗末,每服二钱,水盏半,姜四片,煎八分,去滓,食前稍热服。

清平汤:治血虚口燥,咽干喜饮。

人参　半夏　麦门冬　芍药　白术

甘草　当归　茯苓　柴胡各等分

上㕮咀，每服二钱，水盏半，烧生姜一块，切破，薄荷少许，同煎七分，去滓热服，不拘时。

第二十七问　妇人喜少怒多，悲泣不止者，何也?

答曰：妇人无故悲泣不止，象如神灵，或以祟祈祷，终不应。《金匮》谓之"燥脏"是也。为所欲不称其意，大枣汤主之。

大枣汤：治妇人脏燥。

甘草一两　小麦三合

上㕮咀，每服三钱，水盏半，枣五枚，煎八分，去滓温服。

第二十八问　咽中状如梅核，或如炙肉者，何也?

答曰：有喉咙，有咽门，二者各有所

司。喉咙者，空虚也，肺之系，气之道路也。肺应天，故属天气所生，有九节以通九窍之气，咽者，咽也，言可咽物，为胃之系，胃属土，地气所生，谓之嗌也。或阴阳之气痞结，咽膈噎塞，状若梅核，妨碍饮食，久而不愈，即成翻胃。或胸膈痰结，与气相搏，上逆咽喉之间结聚，状如炙肉之脔也。

四七汤：治喜怒悲思忧恐惊之气，结成痰涎，状如破絮，或如梅核在咽喉，咯不出，咽不下，此七气所为。或中脘痞满，气不舒快，或痰涎壅盛，上气喘急，或因痰饮节注，呕吐恶心。

半夏五两　茯苓四两　厚朴三两　紫苏叶二两

上为咬咀，每服四钱，水盏半，姜七片，枣一枚，煎六分，去滓热服不拘时。

二气散：治阴阳痞结，咽膈噎塞，状若梅核，妨碍饮食，久而不愈，即成翻胃。

山栀子炒　干姜炮各一两

上为粗末,每服二钱,水一盏,煎五分,去滓热服,食远。

第二十九问　妇人足十指痛如油煎,覆之则热痛,风吹则冷痛者,何也?

答曰:孙真人云:有脚气之人,先从脚起,或先缓弱,起行忽倒,或两胫肿满,或膝枯细,或心中忪悸,或小腹不仁,或举动转筋,或见食呕逆,恶闻食气,或胸满气急,或遍体酸痛,皆脚气候也,黄帝所谓缓气湿痹是也。顽弱名缓风,疼痛为湿痹。寒中三阳,所患必冷。暑中三阴所患必热,妇人足十指如热油煎者,此系营卫气虚,湿毒之气,留滞经络,上攻心则心痛,下攻脚则脚疼,其脚指如热油所煎,亦气之类,《经》云:热厥是也。

换腿丸:治一切脚气,即石楠丸。

石楠叶　天南星炮　金钗石斛　萆薢　牛膝酒浸一宿　薏苡仁　羌活不蛀者　川续断　天麻锉　防风去芦　当归　黄芪

甘草各一两　　槟榔二两半　　干木瓜四两

上为细末，酒糊为丸，桐子大，每服五十丸，渐加至一百丸，温酒或木瓜汤下，空心食前。

万灵散：治妇人脚气。

当归　赤芍　乌药　青皮各一两　白术　肉桂各半两　黑牵牛二两

上为粗末，每服三钱，水盏半，酒少许，煎八分，去滓温服，食前。

活血丹：治妇人脾血久冷，诸般风邪湿毒之气留滞经络，流注脚手，筋脉拳挛，或发赤肿，行步艰辛，腰腿沉重，脚心吊痛，及上冲胁腹膨胀，胸膈痞闷，不思饮食，冲心闷乱，及一切痛风走注浑身疼痛。

川乌一两　乳香一钱半，另研　草乌一两
地龙一两　天南星一两　没药三钱半，另研
牛膝一两　木瓜一两

上为细末，入研药，酒糊丸，梧子大。每服二十丸，空心日午冷酒下，或荆芥汤、清茶亦得。

第三十问　妇人少年发少者,何也?

答曰:足少阳胆之经,其荣在发;足少阴肾之经,其华在发。冲任之脉为十二经之海,谓之血海,其脉络上唇口。若血盛,则荣于头,鬓发美;若血海弱,则经脉虚竭,不能营润,故发少而秃,或有纯赤黄者。

生发药:

蔓荆子　青葙子　莲子草各一两　附子二字　头发灰一匙

上为末,以酒渍,纳瓷器中封闭。经二七日,药成以乌鸡脂和涂之,先以米泔洗发,然后敷^①之,数月生长一尺也。

生眉毛:

七月七日乌麻,阴干为末,乌麻油和涂,眉即生妙。

滋阴养血丸:治劳虚血弱,肌肉枯燥,

---

① 敷:原为“传”,《珍本医书集成》本为“敷”,据此及文意改。

手足多烦,肢节酸疼,鬓发脱落,面少颜色,腹拘急,痛引腰背,去血过多,崩伤内竭,胸中短气,昼夜不能眠,情思不乐,怔忪多汗。

熟地　当归各一两　鹿茸二两,酥炙

上为细末,蜜丸,桐子大。每服五十丸,米饮汤任下,不拘时。

第三十一问　四肢如故,但腹胀者,何也?

答曰:身肿及四肢者,本起于水;手足瘦削腹大者,本起于脾。或胀满,或散者,气也。然腹胀之状,上下膨亨,或鼓之有声,喘息不便,由上者不降,下者不升,气痞于中,无所归息。三焦浑乱,若猝然胀满馀无所苦,此由脾胃不调,冷气暴折,客乘于中寒之,则气收聚。壅遏不通,是以胀满。《内经》云:脏寒生满病是也。若脐凸者难治,大便利者为逆。

沉香导气丸:顺气消肿。

黑白牵牛各一两,炒,共取末一两　　青皮去白,同巴豆　　陈皮去白同巴豆　　槟榔半两锉碎,用巴豆五十粒,去皮膜,将三味炒黄色,去巴豆不用　　沉香　　全蝎炒　　荜澄茄　　丁香　　胡椒各半两　　续随子一钱研　　萝菔子三两炒　　甘遂半两,锉,炒黄色

上为细末,用葱白研如膏和丸,桐子大,每服二十丸,炒酒酵煎汤下,醋汤亦得。

神助丸:治四肢瘦,肚大。

三棱　　草果子仁　　川楝子各一两,醋一碗煮干,焙燥　　茴香萝菔子　　栗子内皮各一两

上为末,醋糊丸,桐子大。萝菔汤送下,五十丸,虚者三十丸。

第三十二问　病有血分,有水分,何以别之?

答曰:妇人月经通流,流则水血消化。若风寒搏于经脉,血结不通,血积为水,故曰血分。若先病于后经水或断,名曰水

分。其病易治，去其水，经自下也。若病人觉腹内胀，外视如常，大便黑，小便赤，是其证也。

椒仁丸：治因经水断绝，后致四肢面目浮肿，小便不通，名曰血分。水化为血，血不通则为水矣。

五灵脂　吴茱萸汤洗七次，醋浸，炒　玄胡索各半两　芫花醋浸一宿，炒焦一分　椒仁　甘遂炒黄　续随子　郁李仁去皮研　牵牛炒熟，各半两　信砒一钱，研　石膏煅通赤，研细，一分　附子炮熟半两　木香半两　胆矾一钱

上为细末，面糊为丸，如绿豆大。橘皮汤下一丸，临卧未通，空心加一丸，腹未通日午再一服。

葶苈丸：治因小便不利后，身面浮肿，致经水不通，名曰水分。其馀逆顺，并同水气。

葶苈炒　续随子去皮研，各半两　干漆一两

上为末，枣肉和丸，桐子大，煎扁竹汤

下七丸。如大便利者,减葶苈、续随予各一分,加白术半两。

第三十三问　心腹痛或又有小腹痛者,何也?

答曰:《经》云:五脏猝痛,何气使然? 岐伯对曰:寒气稽留于脉外,故猝然而痛也。"举痛论"中所载痛病,共有一十七证,皆由寒气之所致也。巢氏云:痛是脏虚受风冷,邪气乘心也。其痛发有死者,有不死成疹者,心为诸脏主而藏神,其正经不可伤,伤之而痛者,名为真心痛。朝发夕死,夕发朝死。若腑脏虚弱,风邪客于其间,痛随气之上下,或上攻于心则心痛,下攻于腹则腹痛,上下相攻则心腹俱痛。或宿有风冷搏于血,血气停结,小腹痛也。

醋煎散:治妇人血气腹胁刺痛,及产后败血,儿枕急痛。

高良姜一两　当归　肉桂　白芍　橘

红　乌药各半两

上为细末，每服三钱，水醋各半盏，煎七分，通口服，不拘时。

木香通气圆：治气刺疼痛。

京三棱　蓬术各四两　芫花　木香
槟榔　大腹子各一两

上将米醋三斤同煮，令醋尽，独去芫花，炒令干，馀五味切片子，焙为末，白面糊和丸，如豌豆大，橘皮汤下三十丸，以止为度。

玉抱肚：治停寒痼冷疾，心腹刺痛，常系于脐腹间甚妙，郑主簿传一方：用针砂如上法炒，讫止入硇砂半两，并不用馀药。

针砂一两，铁銚内炒. 用柳条或小竹不住手搅，烟出为度，放冷　白矾　粉霜各二钱　硇砂半两

上件白矾等三味同研为细末，与针砂拌和作一服，以水数点洒，用匙拌拥令厚，皮纸为贴，阔二寸以上，长四五寸，贴之。外以帕子系疼处，或常系脐下，如觉太热，即以衣衬之。若药力过，再洒水如前拌

用,其热如初,可用四五次。药力退则将针砂再炒过,别入馀药,仍可用。

五香拈痛丸:

木香　官桂　丁香　乳香　藿香叶

沉香各半两　斑蝥七枚　巴豆三粒,去油

上八味为细末,白面糊丸,梧桐子大,每服五十丸,姜汤送下。

第三十四问　下利,经水反断者,何也?

答曰:谷入于胃,脉道乃行;水入于经,其血乃成。胃,水谷之海也。肠胃虚弱,为风邪冷热之气所乘,不能腐化谷食,先泄后变成利也。受热则赤,虚寒则白。谷气内亏,津液耗减,所以下利而经水反断也。《经》云:利止经当自下,故宜先治利也。

大断下丸:治下利不止。

附子二两　细辛去芦一两半　干姜三两

高良姜五两　肉豆蔻　诃子皮各二两　龙骨

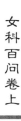

赤石脂各三两　　牡蛎醋纸泥固济，火煅二两

酸石榴皮去穰，醋炙黑心，存性，二两　　白矾二两，火

飞　　阳起石火烧赤醋淬，别研三两

　　上为细末，面糊丸，梧桐子大，每服五十丸，米饮空心下。

　　渗湿汤：治湿胜濡泄。

　　白术一两半　　苍术半两炒　　厚朴　　肉桂

　　丁香　　干姜各一两　　陈皮　　细辛　　白茯

苓各一两　　肉豆蔻半两　　砂仁二两　　附子二

双，八钱者，同姜炒，令赤去姜先炮，切片。

　　上为粗末，每服四钱，水盏半，姜五片，枣二枚，煎一盏，食前热服。

第三十五问　妇人昼则明了，暮则谵语，如见鬼状者，何也？

　　答曰：此妇人因伤寒之病，热入于血室也，何以明之？室者，屋室也，谓可以停止之处。人身之血室者，营血停止之所，经脉留会之处，即冲脉也，冲为血海。王冰云：阴静海满而去血。《内经》云：任脉

通，太冲脉盛，月事以时下者，是也。若经水适来，感其寒邪之所搏，则热入血室，其证昼则明了，暮则谵语，如见鬼状者，此为热入血室也。若施治其病者，当无犯胃气及上二焦，必自愈。

地黄汤：治热入血室。

生地三两　柴胡八两　人参　黄芩

甘草炙各二两　半夏汤炮七次，二两半

上为粗末，每服五钱，水二盏，姜五片，枣一枚，煎一盏，去滓温服。

龙齿琥珀散：治产前、产后血虚，心神恍惚，语言失度，睡卧不安。

茯神一两　人参　龙齿　琥珀　赤芍

黄芪　牛膝去芦，各三分　麦门冬去心　生地各一两半　当归半两

上为粗末，每服三钱，水盏半，煎六分，去滓温服，不拘时。

小柴胡加地黄汤：治伤寒发热，或发寒热，经水适来或适断，昼则明了，夜则谵语，如见鬼神；亦治产后恶露方来，忽然

断绝。

柴胡_{一两一分}　人参　半夏　黄芩
甘草　生地_{各半两}

上咀片每服五钱,水二盏,姜三片,枣
二枚,煎八分,去滓温服。

来复丹:亦名正一丹。此药配类二
气,均调阴阳,夺天地冲和之气,乃水火既
济之方,可冷、可热、可缓、可急,善治荣卫
不交养,心肾不升降,上实下虚,气闭痰
厥,心腹冷痛,脏腑虚滑,但有胃气无不
获安。

硫黄_{舶上透明者,一两}　硝石<sub>一两,同硫黄并为
细末,入定锅内微火炒,用木篦子不住手搅,令阴阳气相入,
不可火太过,恐药力竭,再研细,名二气末</sub>　太阴玄精
石_{研水飞一①两}　五灵脂<sub>须五台山者,水澄去砂,日干
研</sub>　陈皮_{去白}　青皮_{去白,各二两}

上用五灵脂、二橘皮为细末,次入玄
精石末,及前二药末拌匀,好醋打糊为丸,
豌豆大,每服三十粒盐汤下,甚者五十粒。

———————————

① 一:《珍本医书集成》本为"二"。

第三十六问　癫狂之病,何以别之?

答曰:人并于阴则为颠,人并于阳则为狂,皆由风邪之所致也。癫者,猝然仆地,呕吐涎沫,口㖞目急手足撩戾,无所觉知,良久乃苏。狂者,或言语不避亲疏,或因自高贤,或弃衣逾走,亦有自定之时。又在有胎之时,其母猝大惊,亦令子气发痛。其癫有五:一曰阳癫,二曰阴癫,三曰风癫,四曰湿癫,五曰劳癫,此皆随其感病之由,而命名也。又有牛、马、猪、狗颠,以其癫发之时,声形状似牛马等,故以为名也。俗云:病癫之人,忌食六畜肉,癫发之状悉皆象之。

大圣一粒金丹:治诸风惊痫。

大川乌头二两　黑附子　白附子各二两　五灵脂　白蒺藜炒去刺,各一两　没药半两,别研　白僵一两,去丝炒　白矾枯半两,别研　麝香半两,净肉　细香墨半两,别研　朱砂半两别研　金箔二百片为衣上将前六味同为细末,后四味研细合和,用井华水一盏,研墨尽为度,将墨汁搜和,杵臼内捣五百下,丸如弹子大,金箔为衣,阴干。每服一粒,食后临卧,生姜自然汁磨化,入热酒服,再以热酒随意多少饮之,就无风暖处卧,衣被盖覆,汗出即差。病小者,每粒分作二服,忌发风物,孕妇不可服。

牛黄丸:治风狂,喜怒不常,或欲狂走。

白龙骨_烧 铁粉_研 茯神 人参 黄连 铅霜 犀角_屑 防风 朱砂_{各一两,研} 牛黄_{一钱,研} 远志_{一两,去心} 龙脑_{一钱,研} 甘草_{半两,炙} 麦门冬_{一两半,去心}

上为细末,如桐子大,每服二十九,熟水送下,不拘时服。

祛邪散:治癫邪恶候。

白矾_{三两,生研} 黄丹_{半两}

上为研细,用桑柴于瓦中烧一伏时,服半钱以乳香汤下,不拘时。

小柴胡加地黄汤,方见三十五问,每服五钱,水二盏,姜五片,枣二枚,煎八分,去滓温服。

来复丹:治产后热入血室,如见鬼神狂语者。方见三十五问,以醋汤下十来服。

第三十七问　有一臂痛,有两臂俱痛,何也?

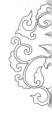

答曰:臂痛有数证,有因寒而得之者,或因伏痰者,有形寒饮冷伤肺者,有汗出伤阻者。夫肝主诸筋,肝经虚弱,风寒入伤,与气血相搏,筋寒则急,上连两臂俱痛,宜服醒风汤、理气汤主之。若或左或右,痛不能举臂者,此由伏痰在内,中脘停滞,脾气不能流行,止与气搏,流伏于左则左痛,在右则右痛。若右臂痛深连于骨,如斧槌,其气自嗌已下至脐,左右气不相通彻,其痛发时,气上奔急,令人闷绝。肌肉日消,浆粥不下,心中烦闷,此由形寒饮

冷,肺被寒结留滞于右边。若无故一臂无
力,痛不能举,袭袭似汗,偏阻一边,肌肉
时复掣痛,或有不仁,手不能近头,久成偏
枯,宜服百风汤主之。

百风汤:治四肢垂曳,骨节疼痛。又
名省风汤。

独活_{三两}　芎䓖　防风　当归　桂心
各二两　茯苓　附子　细辛　天麻_{一两}　干
蝎炒　甘草_{一两}

上为哎咀,每服三钱,水一盏半,姜五
片,煎七分去滓,食前稍热服。

茯苓丸:治伏痰臂痛。

茯苓_{一两}　半夏_{二两}　枳壳_{去穰,麸炒,半}
_两　风化朴硝_{一分}

上为细末,姜汁煮糊为丸,如桐子大,
每服三十丸,食前姜汤下。

理气汤:治痰饮臂痛。

半夏_{汤洗,三两}　桔梗_{一两}　官桂_{二两}
人参_{一两}　橘皮_{洗干,二两}　甘草_{半两}

上为粗末,每服五钱,水二盏,姜五

片,煎一盏,去滓,食前服。

第三十八问　妇人病渴与三消之病同异?

答曰:夫渴之为病一也,推其受病之源,所得各异。《指迷方》论消渴之病,自①来有二:多缘嗜欲太甚,自为虚寒,服五石汤丸,猛烈燥药,积之在脏,遂至精血枯涸又久饮酒者,酒性酷热,薰蒸于脏肺是致津液耗竭,渴乃生焉。妇人之渴多因损血,血虚则热,热则能消饮,所以多渴,故与男子之病有异也。

柏子仁汤:滋养营卫,调心顺气,亦治上焦虚热,烦燥口苦,四肢倦怠,津液内燥,服之效。

新萝参　黄芪　茯神　瓜蒌根　天门冬去心　麦门冬去心　甘草各一两　北五味半两,炒　柏子仁半两　熟地二两

上为粗末,每服五钱,水一盏半,姜三

---

①　自:原为"目",据《珍本医书集成》本改。

片,枣三枚,煎七分,去滓温服,不拘时。

辰砂聚宝丹:治心肺积蕴虚热,口苦舌干面赤,大便渗泄,肌肉瘦瘁,四肢少力,精神恍惚,又治消渴,消中,消肾,三焦留热。

铁粉三钱半　牡蛎三钱半　辰砂半两

瓜蒌根半两　黄连二钱半　金银箔各五十片为衣　知母三钱半　新萝参半两　白扁豆汤浸去皮取末,半两

上件瓜蒌根末等五味,同前药末,用生瓜蒌根去皮,取汁一盏,白沙蜜一小盏,同器中炼七八沸,候冷,和药为丸,如梧桐子大。每服三十丸,煎麦门冬汤,放冷送下,食后,一日之间三服。

第三十九问　腰痛如折者,何也?

答曰:腰者,肾之外候,足太阳经之所流注。若痛连小腹不得俯仰,惴惴短气,此由肾气虚弱,劳伤过度,风冷乘之,有所不荣,故腰痛也。《内经》云:腰者,肾之

腑,转摇不能,肾将惫矣。若妊娠腰痛者,其胎必堕也。

杜仲散:

杜仲_{去皮杵烂,酒浸一宿,焙,一两}　官桂
牡丹皮_{各一两}

上为细末,温酒调二钱,不拘时服。

当归丸:当归_{切洗,三两}　水蛭_{炒,三十枚}
桃仁_{去皮研,三十粒}

上为细末,酒煮糊丸,如桐子大,温酒下十丸,未愈加至三十丸。

肾着汤:治身体重,腰冷痹,如坐水中状,反不渴,小便自利,饮食如故。病属下焦,从身劳汗出,衣裹冷湿,久而得之,腰以下冷痛,腰重如带五贯钱重者。

甘草　干姜_{各二两}　茯苓　白术_{各四两}

上为粗末,每服五钱,水二盏,去滓温服,不拘时。

第四十问　妇人面多生黑䵟与黑子者,何也?

答曰:黑䵟、黑子者,皆生于面上,本是二证也。五脏六腑之经,血华充于面,或痰饮渍脏,或腠理受风,致血气不和,或涩或渴,不能营于皮肤,故变生黑䵟,若黑点凝聚,谓之黑子。若生而有之者,非药可治也。

洗风散:治面上游风,或瘾疹,或风刺,或黑䵟。

茺蔚草　晚蚕沙　赤小豆　黑牵牛白芷　藁本　僵蚕　白附子　草乌头白蔹　蔓荆子

上件等分为末,每一钱,澡面用之。

第四十一问　身目黄者,何也?

答曰:黄疸之病皆属于脾,脾属土而色黄,湿胜则上气不流,瘀热郁发,则真色见矣。大抵黄疸本得之于湿,湿热相搏,身必发黄。若先有流热,后有湿气者,先治其热,栀子檗皮汤、茵陈五苓散主之。或先感其湿,后加其热其,先去其湿,五苓散、瓜蒂散主之。亦有因冷,气痞结于脾阴,湿郁而为黄,先泻其痞,半夏泻心汤、枳实理中汤主之。然后利其小便,若病人一身面目悉黄,四肢微肿,胸满不得卧,汗出如黄蘗汁者,此由大汗出,猝入水中所致,谓之黄汗,宜苦酒汤。若非湿热所郁,妇人面萎黄者,亡血之过也,宜服地黄散、滋阴养血丸方见第三十问。

苦酒汤:

黄芪五两　芍药三两　官桂三两

上为㕮咀,每服五钱,水盏半,苦酒半盏,煎一盏,去滓温服,不拘时。

地黄散:治妇人血少,气多寒,面色青白。

地黄　干姜各一两

上为细末,每服二钱,温酒调下,不拘时。

茵陈五苓散：

猪苓去皮　茯苓　泽泻　白术各一①两

官桂去皮,五钱

上为细末,以茵陈一分,水一盏,煎七分,去滓调服,加盐点妙。

瓜蒂散：

瓜蒂　赤小豆　秫米各一两

上为细末,粥饮调下半钱,以吐为度。

檗皮汤：

檗皮三两　栀子二两　甘草一两

上为粗末,每服五钱,水二盏,煎八分,去渣温服。

第四十二问　阴崩阳崩,何以别之?

答曰：夫血气之行,外行经络,内营腑脏,皆冲任二脉之所主也。倘若劳伤过度,致腑脏俱伤,冲任经虚不能约制其血,故忽然暴下,谓之崩下。《经》云：三焦绝经,名曰血崩。受热而赤者,谓之阳崩；受

---

① 一：原脱,据《珍本医书集成》本。

冷而白者，谓之阴崩。其白者形如涕，赤者形如绛，黄者形如烂瓜，青者形如蓝色，黑者形如衃血，是谓五崩也。当与第六问兼看。

阳崩胶艾汤：治妇劳伤血气，冲任虚损，月水过多，淋漓漏下，连夕不断，脐腹疼痛。

阿胶炒　川芎　甘草各二两　艾叶　当归各三两　白芍　熟地各四两

上为饮子，每服三钱，水一盏，煎六分，去滓热服，空心食前，甚者连夜并服之。

黄芩散：治崩中下血。

黄芩为末，每服一钱，烧秤锤酒调下，崩中多是止血药，此法治乘阴，《经》所谓：天暑地热，经水沸溢者也。

阴崩固经丸：治妇人冲任虚弱，月候不调，来多不断，淋漓不止。

艾叶醋炒　鹿角霜　伏龙肝各等分　干姜

上为末,溶鹿角胶和药乘热丸,梧桐子大,食前淡醋汤下五十丸。

赤龙丹:治崩漏不止,馀血作痛。

禹馀粮煅　　乌贼骨　　鹿茸酒炙　　龙骨

干姜　　当归　　石燕子煅　　阿胶炒

上等分为末,酒醋糊丸,桐子大,每服五十丸,温酒下,艾醋汤亦得。

第四十三问　眠卧多汗者,何也?

答曰:盗汗者,因眠卧而身体流汗也,此由阳虚所致。久不已令人羸瘦,心虚不足,亡津液故也。诊其脉虚弱细微,皆盗汗脉也。

大建中汤:治热自腹中,或从背脊,渐渐蒸热,或寐而汗,日渐羸瘦。

白芍六两　　黄芪　　远志　　当归　　泽泻各三两　　龙骨　　人参　　甘草炙,各二两　　吴术一分

上为粗末,每服五钱,水二盏,姜三片,枣一枚擘破,入饴少许,煎一盏,食前

温服。

黄芪饮子：治妇人血气不足，夜间虚乏，有汗倦怠者。

黄芪　五味子　当归　白茯苓各半两

白芍　远志　麦子一方用麦门冬　人参

吴术各一分　甘草三铢

上㕮咀，每服三钱，水盏半，姜三片，煎七分，去滓温服，不拘时，神验。

加味理建汤：治男子、妇人夜多盗汗，并便浊者，此方昌国州方顺齐传到，经验。

干姜　吴术　人参　黄芪　白芍

肉桂　甘草　牡蛎浮麦　当归

上件㕮咀，每服水二盏，姜五片，枣一枚，煎八分，食前热服，滓再煎。

第四十四问　左胁痛如刀刺，不得喘息者，何也？

答曰：肝居胁之左，以藏血。《针经》云：邪在肝，两胁痛。《巢氏》云：左胁偏痛者，由经络偏邪，客于傍之故也。人之经络旋环于身,左右表里皆周遍,若血气调和,不生虚实痛证。或偏者,邪伤之也,其左胁痛如刀刺者,则知其邪偏客于左也,甚者不得喘息也。

醋煎散:治妇人血气腹胁刺痛。

良姜一两　当归　肉桂　白芍　陈皮　乌药各半两

上为细末,每服三钱,水醋各半盏,煎七分,通口服。

趁痛散:治血气刺痛,起于一边,或左或右,行环上下,或在肌肉之间,如锥刀所刺,其气不得息。

蓬术　官桂各一两　槟榔半两　芫花醋炙　附子各一两　细辛半两

上为饮子,每服三钱,水盏半,煎七分,去滓温服,姜枣同煎。

第四十五问　积聚之病,何以别之?

答曰:积聚者,由阴阳不和,腑脏虚弱,受其风邪,搏于腑脏之气所为也。积者,五脏所生。聚者,六腑所生。然阳化气,气属于六腑。阴成形,形主于五脏。阳则动而不息,故聚者始发无根本,上下无所留止,其痛无常处,故谓之聚也。阴则定而守住,故积者,始发有常处,其痛不离其部,上下有所终始,左右有所穷处,乃谓之积也。积脉阴沉而伏,象阴体之沉静,聚脉阳浮而动,法阳性之浮高,然积病有五,随其五脏相传而生焉。《经》云:在肝则曰肥气,在心则曰伏梁,在脾则曰痞气,在肺则曰息贲,在肾则曰奔豚,故曰积聚之病,此可别也。

鳖甲丸:治小腹中积聚,大如七八寸盘面,上下周旋痛不可忍。

鳖甲 官桂各一两半 蜂房半两 川椒 细辛 人参 苦参 丹参 沙参 吴茱萸各①十八铢 䗪虫 干姜 牡丹皮 附子 水蛭 皂角一本牛白角腮 当归 赤芍

① 各:原为二,《珍本医书集成》本为"各",据查此方出自《千金》,原方亦为"各",故迳改。

甘草　防葵各一两　蛴螬二十枚　大黄
虻虫　玄参十八铢

上为细末，蜜丸，桐子大，每服七丸，
温酒下，日三服，加之以效为度。

没药散：治妇人一切血气，脐腹撮痛。

血竭别研　肉桂　当归　蒲黄　红花
木香　没药　玄胡索　干漆炒令烟出尽
赤芍各等分

上为细末，每服二钱，热酒调下，
食前。

紫金散：治妇人血气不和，血块疼痛，
常服暖子宫，通经络。

橘红　枳壳　肉桂　玄胡索　甘草
炙,各一两　紫金牛五两,一本紫金皮　当归酒浸一
宿,焙干,锉　香附炒去毛,各三两　南木香半两生

上为末，妇人室女月水不调，久闭羸
瘦，苏木煎汤调下，白鸡冠花末煎酒调下
亦得，每服一匙，常服安胎养气。临产横
逆，葱白煎酒下。血气胀满，催生下死胎，
煎枳壳酒下地榆末，煎酒下亦得。产后血

运,头旋中风口噤,恶证发动,虚肿,豆淋
酒下。产后恶血不止,血海衰败,赤白带
下,胞漏,棕榈灰酒下,绵灰亦得。胎气绞
刺,肋胁腹肚疼痛,炒姜酒下。心气不足,
陈皮汤下。产后败血停积,攻刺腰痛无灰
酒下,日午临睡三服,忌生冷淹藏毒鱼。

第四十六问　身体常瘙痒者,何也?

答曰:身瘙痒者,是体虚受风,风入腠
理,与血气相搏而俱往来,在皮肤之间,邪
气散而不能冲击为痛,故但瘙痒也。仲景
云:痒者,名泄气风,久久成痲癞。亦由体
虚,受风邪之所致也。

胡麻散:治脾肺风毒,攻冲遍身,皮肤
瘙痒,或生疮疥,或生瘾疹,用手搔时,浸
淫成疮,久而不差,愈而复作,面上游风,
或如虫行,紫癜、白癜、顽麻等风,或肾脏
风,攻注脚膝生疮,并宜服之。

胡麻三两　苦参二两　何首乌二两洗
甘草炙半两　荆芥三两　葳灵仙一两半

上为细末，每服二钱，薄荷汤茶点，食后服，或酒调蜜汤点，亦得。服此后，频频洗浴，得出汗，而立效。

苦参丸：治心肺积热，肾脏风毒，攻于皮肤，时生疥癞，瘙痒难忍，时出黄水，及大风手足烂坏，眉毛脱落，一切风疾并皆治之。

苦参四两　荆芥去梗三两

上为细末，水糊丸，如桐子大，每服二十丸，好茶吞下，或荆芥汤，食后。

第四十七问　夜与鬼交者，何也？

答曰：人有五脏，脏有七神，脏气盛则神强，外邪鬼魅不能干犯。若摄养失节，而血气虚衰，鬼邪侵损，故妇人梦中多与鬼魅交通，其状不欲见人，如有对忤，并独言独笑，或时悲泣者是也。其脉来迟，或如鸟啄颜色不变，皆邪物病也。说今宫中人，尼师、寡妇，曾梦中与鬼魅交通，邪气怀感，久作癥瘕，或成鬼胎，往往有之。

茯神散：治妇人风虚，鬼神交通，妄有所见闻，语言杂乱。

茯神一两半　茯苓　人参　菖蒲各一两
赤小豆半两

上㕮咀，每服三钱，水一盏半，煎六分，去滓温服，食前。

治女人与鬼神交通，独言独笑，或悲或思，或讴谣恍惚。

松脂三两炒　雄黄一两研末。

上二味，用虎爪搅匀，丸如弹大，夜内笼中烧之，令女裸坐笼上，彼急自蒙，唯出头耳，过三薰即断。

秦丞相灸法，狐魅神邪，及癫狂病，诸般医治不差者，以并两手大拇指，用绿丝绳急缚之，灸三壮，艾著四处，半在甲上，半在肉上，四处尽烧，一处不烧，其疾不愈，神效不可量也。小儿胎痫惊痫，一依此法灸之，一壮炷如小麦，妊痫亦妙。黄帝灸法：治疗神邪鬼魅，及癫狂病，言语不择尊卑，灸上唇里面中央肉弦上一壮，炷如小麦子大，用钢刀决断更佳也。

第四十八问　大小便不通者，何也？

答曰：大肠者，传导之官，变化出焉。传者，传其不洁之物也，上与肺合，膀胱者，州都之官，津液藏焉，气化则能出矣。化者，化其溲便之泄注也，内与肾合。或脏腑不和，营卫不调，使阴阳二气失升降之道，致大小二肠为秘结之患。巢氏云：热则秘结，寒则鸭溏。热搏于大肠，则大便不通，热结于小肠，则小便不通。令大小便不通者，是大小二肠受客热所结也。小肠受热，化物不出，是致膀胱不能使溲也，故便血、尿血者，皆由热之所使也。

枳杏丸：治脏腑坚秘涩少。

杏仁一两，汤泡去皮尖，别研　　枳壳二两，先研为末

上为细末，神曲糊①为丸，桐子大，每服四十或五十丸，食前米饮姜汤下。

———————

① 糊：《珍本医书集成》本无此字。

麻仁丸：治津液亏少，大便结秘。

麻仁二两，去皮　枳实四两，去白麸炒　芍药四两　大黄炮，四两　厚朴二两　杏仁二两

上为末，蜜丸桐子大，米饮下二十丸，未通加至三十丸。

石苇饮子：治气淋，小遗涩痛。

石苇浸刷皮，一两　瞿麦　木通各一两　陈皮　茯苓　芍药　桑白皮　人参　黄芩各三分

上为细末，每服二钱，水一盏半，姜五片，煎七分，去滓温服，哎咀亦得。

真珠丸，常观血之流行，起自于心，聚之于脾，藏之于肝，此三经者，皆心血所系之处也。若三经守节，则血濡养而安和，苟一脏有伤，则血散溢而为咎，《指迷方》云：小便赤色，不痛不涩者，非热非淋，由经气乘心，心气散溢，血无所归，渗入下经，故治之多用心药，宜服真珠丸。

真珠母未钻者①三分,研如粉　柏子仁研

当归各一两　人参　沉香半两　酸枣仁炒,去

皮,研　犀角镑　熟地酒浸,洗,蒸干,一两半　茯

神去木　龙齿各半两

上为细末,蜜丸,桐子大,辰砂为衣。

每服四十九加至五十丸,金银薄荷汤下,

日午、临卧时,各一服。

第四十九问　带下三十六疾者,
何也?

答曰:带下者,由劳伤过度,损动经

血,致令体虚受冷,风冷入于胞络,溥其血

之所成也。诸方说带下三十六疾者,是十

二瘕、九痛、七害、五伤,三因,谓之三十六

疾也。十二瘕者,是所下之物,一者如膏,

二者如青,三者如紫,四者如赤皮,五者如

脓痂,六者如豆汁,七者如葵羹,八者如凝

血,九者如青血,血似水,十者如米汁,十

————————

①　未钻者:《珍本医书集成》本无此三字,查
方源《本事》卷一有。

一者如月洗,十二者经度不应期也。九痛者:一者阴中痛伤,二者阴中淋痛,三者小便刺痛,四者寒冷痛,五者月水来腹痛,六者气满并痛,七者汗出,阴中如虫啮痛,八者胁下皮肤痛,九者腰痛。七害者:一者害食,二者害冷,三者害气,四者害劳,五者害房,六者害妊,七者害睡。五伤者:一者腹吼痛,二者阴中寒热痛,三者小便急牢痛,四者藏不仁,五者子门不正引背①痛。三因(因字一本或作固):一者月水闭塞不通,其馀二固者,文阙不载。《三因方》论云:三固者形羸不生肌肉,断绪不产,经水闭塞。名品虽殊,无非血病,多因经络失于调理,产蓐不善调护,内作七情,外感六淫,阴阳劳逸饮生冷,遂致荣卫不和,新陈相干,随经败浊淋露,凝为症瘕,流溢秽恶,痛害伤瘤,犯时微若秋毫,作病重如山岳,古人所谓妇人病比男子十倍难

---

① 背:原为皆,据文意及《珍本医书集成》本改。

治。而张仲景所说三十六种疾,皆由子脏冷热,劳损而夹带起于阴内也,条目混混,与诸方不同,但仲景义最玄深,非愚浅者能解,恐其文虽异而义同也。

养气活血丹:治劳伤冲任,带下异色。

大艾叶炒焦,取细末,五两　干姜炮,细末,二两①

上二件,用好醋二升半,无灰好酒二升,生姜自然汁一升,艾叶末同调,于银器内慢火熬成膏,方入后药末。

附子三两半②　白芍　白术　椒红各三两半　川芎　当归　紫巴戟去心,糯米炒③　人参　五味子各二两④

上为细末,入前药膏子,并炒熟白面二两半,同和匀为剂,入杵臼内捣千下,丸如桐子大,每服五十丸,温酒或米饮,食前

---

①　二两:方源《杨氏家藏方》原为二两半。

②　三两半:《珍本医书集成》本无此三字。查方源《杨氏家藏方》为二两。

③　炒:《珍本医书集成》本此字后有各二两。

④　各二两:《珍本医书集成》本无此三字。

任下。

紫桂丸:补益血海,治冲任气虚,经脉不调,或多或少,腰疼腹冷,带下崩漏。

禹馀粮火煅,醋淬七次,三两 龙骨 艾叶醋炒 牡蛎 赤石脂 地榆各二两 厚朴牡丹皮 阿胶蛤粉炒 当归 白芷 吴茱萸汤洗七次 肉桂各一两 附子半两

上为细末,面糊丸,桐子大,每服三十丸,浓煎艾醋汤空心下,常服。

第五十问 妇人有带下,或淋漓不断,何以别之?

答曰:产户有三门:一曰胞门,二曰龙门,三曰玉门。冲任二脉行于中,已产者属胞门,未产者属龙门,未嫁者属玉门。《病源》云:阴阳过度,劳伤经络,故风冷乘虚而入胞门,损冲任之经,伤太阳少阴之气,致令胞络之间,秽液与血相称兼带而下,冷则多白,热则多赤,从而则为淋沥之病也。

大补益当归丸：治妇人诸虚不足。

当归　续断　干姜　阿胶　甘草
川芎各一两　吴术　吴茱萸　附子　白芷
芍药　官桂　地黄各一两半

上为细末，面糊丸，如桐子大，每服五
十九，温酒或盐汤下，食前。

女科百问卷下

第五十一问　男女受形之始，何以别之？

答曰：男女之合，二情交畅，阴血先至，阳精后冲，血开裹精，精入为骨而男形成矣。阳精先入，阴血后渗，精开裹血，血入居本而女形成矣。阳气聚面，故男子面重，溺死者必伏。阴气聚背，故女子背重，溺死者必仰。鸟兽溺死者，伏背皆然，阴阳均至，非男非女之身，精血散分，骈胎品胎之兆。父少母老，产女必羸，母壮父衰，生男必弱，古之良士也者，首察乎此。气受偏疾，与之补之。补羸女，则养血壮脾，补弱男，则壮脾节色。羸女宜及时而嫁，弱男宜待壮而婚，此疾外所务之本，不可不察也。

第五十二问　何以谓之有娠?

答曰:《经》云:经候一月日后,觉不通,诊其脉理平和,妇无他疾,欲作胎也。《脉经》云:有一妇人来诊,自道经断不来,师言一月为胚,二月为始膏,三月为居经,今既居经,正是为作胎也。

人参丸:养阴生血补虚。

人参　鹿角胶　熟地　川芎　白芍　当归　白术各一两

上为细末,蜜丸,桐子大,每服三十丸,空心水①饮下。

第五十三问　何以谓之居经?

答曰:阳施则别,阳者气也;阴化则搏,阴者血也。二情交畅,血气和调,故令有子也。《经》云:肝主藏血,故一月谓之血凝,阴气方始凝结,足厥阴肝经养之,肝与胆合。二月为之胚,兆未成器,犹之胚

_____

① 水:《珍本医书集成》本为"米"。

也，足少阴胆经养之。三月阳神为魂，手心主胞经络养之，且经者常也，天真之气，与之流通，故三旬一见，今既三月不行，所以谓之居经也。

白术散：调补冲任，扶养胎气，治妊娠宿风有^①冷，胎痿不长，或失于调理，动伤胎气，多致损堕，怀妊常服，壮气益血，保护胎脏。

牡蛎三分 白术四分 芎䓖四分 蜀椒去目及闭口者，炒出汗，三分

上为细末，每服二钱，温酒空心调服。

内补当归丸：

熟地酒浸，洗，九蒸九晒，焙干，二两 当归去芦洗，切，焙，微炒，一两

上为细末，蜜丸，桐子大，每服五十丸，温酒下。予曾观许学士论，枳壳散、四物汤，内补当归丸，此三方皆载之。在人用之何如耳？大率妊娠，惟在抑阳助阴。《素问》云：阴搏阳别，为之有子，盖关前

---

① 风有：《珍本医书集成》本为"有风"。

为阳,关后为阴,尺中之脉,按之搏手而不绝者,妊子也。妇人平居,阳气微盛无害,及其妊子,则方闭经,遂以养胎,若阳盛搏之,则经脉妄行,胎乃不固。《素问》所谓阴虚阳搏谓之崩也,抑阳助阴之方甚多,然胎前药唯恶群队,若阴阳交杂,别生他病,惟是枳壳散所以抑阳,四物汤所以助阴。故尔,枳壳散差寒,若单服之,恐有胎寒腹痛之病,以内补丸佐之,则阳不致强,阴不致弱,阴阳调和,有益胎嗣,此前人未曾论及也。

四物汤:

当归　熟地　白芍　川芎各等分

上咬咀,每服四钱,水二盏,煎八分,去滓温服,不拘时。

枳壳散:

枳壳二两　甘草一两

上为细末,每服二钱,百沸汤点服,空心食前三服。

第五十四问　妇人居经之后,心中愤闷,不欲执作,恶闻食气者,何也?

答曰:妊娠心中愤闷头运,四肢烦痛,懈堕不欲执作,恶闻食气,欲啖咸酸果实,多睡少起者,世云恶食,又云恶字,是也。乃至三四月以上,大剧者不能自胜举也,此由妇人元本虚羸,血气不足,肾气又弱,兼当风饮冷太过,心下有痰水,水渍于脏,故心烦愤闷,气挟而呕吐也。挟风则头目运,此名恶阻。所谓阻者,经血既闭,痰水积于中,阻其脏气,不得宣通也。

竹茹汤:治初有妊,择食呕逆,头痛颠倒,寒热烦闷。

陈皮　人参　白术　麦门冬各一两 甘草炙一钱　厚朴　茯苓各半两　淡竹茹先刮下,临煎旋入。一本有淡竹一钱。

上㕮咀,每服四钱,水盏半,入姜竹茹各一块,如栗大,拍破,同煎分,频服,去滓温服。

茯苓丸：治妊娠阻病，心中烦愦，头目眩重，恶闻食气，呕逆吐闷。

葛根　枳壳　白术　甘草炙各二两
赤茯苓　人参　干姜　肉桂　陈皮　半夏各一两

上为细末，蜜丸桐子大，每服五十丸，温米饮空心送下。

小地黄丸：治妊娠酸心吐清水，腹痛不能饮食。

人参　干姜炮，各等分

上为末，用生地黄汁丸，桐子大，每服五十丸，食前服。

半夏茯苓汤：治妊娠恶阻，心中愦闷，头目眩晕，四肢怠惰，百节烦疼，痰逆呕吐，嫌闻食气，好啖酸咸，多卧少起不进饮食。

半夏　白茯苓　熟地酒浸，各一两八钱
陈皮　细辛　人参　芍药　川芎　紫苏
桔梗　甘草以上各一两二钱

上每服四钱，水二盏，姜七片，煎七

分,空腹服。有热烦渴,口生疮者,去陈皮、细辛,加前胡、知母;腹冷下痢者,去地黄,入桂心;胃中虚热,大小便秘涩者,加大黄一两八钱,去地黄,加黄芩。

四七汤:治同前方。见二十八问中。

二陈汤:治妊娠恶阻,产后饮食不进。

半夏　陈皮各五两　白茯苓三两　甘草二两

上㕮咀,每服四钱,水盏半,姜七片,乌梅一枚,煎六分,去滓热服,不拘时。

白术散:治妊妇宿风冷,胎痿不长,或失于腠理,动伤胎气,多致损胎等疾。

牡蛎二钱　蜀椒去目,炒出汗,三分　白术　芎藭各四钱

上为细末,每二钱,温酒空心服。腹痛加白芍药,心毒痛加川芎,心烦呕吐加细辛一两、半夏五十粒,消渴者以大麦汁调服,兼治室女带下诸疾,常服则保护胎脏。

人参散:治初妊恶食,呕吐痰逆。

人参一两　枳壳炒，三钱　厚朴半两　甘
草半两

上为细末，每服二钱，百沸汤调下，空
心食前，日三服。

严氏第十三问：妊娠头目眩，视物不
见，腮项结核者，何也？曰：盖因胎气有
伤，肝脏毒热上攻，太阳穴痛，呕逆，背项
拘急，致令头晕生花，若加涎壅，危在片
时，宜急服消风散主之。

消风散：

石膏煅　甘菊花　防风　荆芥穗
羌活　羚羊角　川芎　大豆黄卷炒　当
归酒浸　白芷各一两　甘草炙，半两

上咬咀，每服四钱，水盏半，入好茶半
钱，煎八分，通口服食前。

第五十五问　居经之后，或复有漏下者，何也？

答曰：冲任二脉，为经血之海，皆起于
胞中。手太阳小肠，手少阴心经，互为表

里。作胞之际，壅之以养胎，既产之后，积之为乳汁。或冲任气虚，不能制其经血，故妊娠数月，经水不调时下者，此各漏胞，漏不止则毙也。

止漏散：疗妊娠漏胞。

熟地四两　干姜二两

上为细末，每服二钱，空心米饮调下。

又方：益智，不拘多少，为细末，米饮下，次用香附、甘草为末，醋糊丸，用四物汤去地黄，理中汤去干姜，煎吞下，二三十丸甚妙。

阿胶散：治胎动不安，及漏胎腹中痛。

阿胶一两，蛤粉炒令黄　熟地　桑寄生各一两半　龙骨三分　当归一两，锉炒　甘草一两，炙　白茯苓三钱　白术一两　芎䓖三钱　干姜半两，炮制，锉

上咬咀，每服四钱，水盏半，枣三枚，煎六分，去滓热服，不拘时。

佛手散：治妇人妊娠五七月，因事筑磕着胎，或子死腹中，恶漏下疼痛不已，口

噤欲绝，用此药探之。若不损则疼止，子母俱安；若胎损，立便逐下（安胎者不用酒）

当归六两　川芎三两

上为粗末，每服三钱，水一盏，煎令泣泣欲干，投酒一盏半，止一沸，去滓温服。口噤灌之，如人行五、七里再进，不过两三服，服之便生。

胶艾汤：妊娠不问深浅月数，因顿仆胎动不安，腰腹中急逼，血或从口出，或有所下，或胎奔上，刺心短气，安胎。

熟地二两　白艾炒　当归　甘草炙
芍药　川芎　阿胶炒，各一两

上哎咀，每服水一盏半，煎七分，去滓热服。胸中逆冷，加生姜五片，枣三枚，煎服食前。若虚人，加黄芪一两。

桂枝茯苓汤：治宿有癥瘕，妊娠经断，未及三月即动，此瘕也。经断三月而漏下不止，胎动在脐上者，为癥痼害，当去其癥。又论云：妊娠六月胎动者，前三月经水利时胎下血者，后断三月脉也。所以下血不止，癥不去故也。

桂心　白茯苓　牡丹皮　桃仁炒
白芍药

上为细末，炼蜜丸，如弹子大，每服一
丸，温酒或米饮汤，食前细嚼下。

严氏第三问：胎漏经血妄行者，何
也？　答曰：妊娠或成形，胎息未定，或因
房室惊触，劳力过度，动伤胎胞；或食毒物
致令子宫虚滑，经血淋沥。若不急治，败
血凑心，子母难保，月渐胎干，危亡不久。

桑寄生散：治妊娠胎动不安，下血
不止。

桑寄生　当归酒浸　川续断酒浸　茯
神去木　芎䓖　香附阿胶蛤粉炒　白术各一
两　人参　甘草炙,各半两

上咬咀，每服四钱，水盏半，姜五片，
煎七分，热服不拘时。

第五十六问　胎在腹中，时时撞动不安者，何也？

答曰：怀则以身依也，娠则以时动也。若腹中不时撞动者，谓之胎动也。多因劳役气力，触冒冷热，饮食不适，居处失宜，轻者止转动不安，重者便致损坠。若母有疾，以疾动胎者，治母则胎安；若胎不固动致母病者，治胎则母差；若胎不牢固，其胎必致损也。

保安散：治妊娠胎气不安，心腹疼痛胎动，安胎。

当归一两半　人参一两　阿胶半两，蛤粉炒成珠　甘草半两，炙

上㕮咀，每服三钱，水盏半，葱白一茎拍破，煎八分，去滓温服，食前，未定再服。

安胎饮：治妊娠偶因所触，或从高堕下，致胎动不安，腰中疼痛，服此药后，觉胎动处热即胎已安。

缩砂不拘多少，慢火炒，令热透后，去皮取仁用

上为细末,每服三钱,热酒调下。不饮酒者,煎盐艾汤调下,食前。

严氏第一问:妊娠两三月,胎动不安者,何也? 曰:男女阴阳会通,血气调匀,乃成其孕,设若下血,腹痛盖由子宫久虚,致令胎堕,其危甚于正产,若妊娠曾受此苦,可预服杜仲丸。

杜仲去皮锉,姜汁浸,炒去丝　川续断酒浸,各三两

上为细末,枣肉丸,桐子大,每服七十丸,空心米饮下,一日三服。

第五十七问　何谓子满?

答曰:妊娠之人,经血拥闭以养其胎,或掩水气,血水相搏以致体肿,皆由脾胃虚弱,脏腑之间宿有停水之所掩也,谓之子满。若水停不去,浸渍于胎,则令胎坏,诊其脉浮,腹满兼喘者,其胎必堕也。

泽泻散:治妊娠气壅,身体腹胁浮肿,喘息促急,大小便秘涩。

泽泻　桑白皮　枳壳_{麸炒黄}　槟榔
赤茯苓　木通_{各一两}

上咬咀，每服四钱，水盏半，姜五片，煎八分，去滓温服，食前，稍利为度效。

木通散：治妊娠身体浮肿，心腹胀满，小水不通。

木通_{一两}　木香_{三分}　诃梨勒皮_{三分}
香茅_{一两，一本茹}　枳壳_{半两，麸炒}　槟榔_{半两}
桑根皮_{一两用白}①　赤茯苓_{三分}　鸡苏_{茎、叶，}
_{一两}

上咬咀，每服四钱，水盏半，姜五片，煎六分，去滓温服，食前。

商陆赤小豆汤：

赤小豆　干商陆_{各等分}

上咬咀，每服一两，水一盏，煎七分，去滓温服。

严氏第五问论：胎冷腹胀虚痛，两胁虚鸣，脐下冷痛欲泄，小便频数，大便虚滑者，何也？曰：胎气既全，子形成质，或食

---

① 白：原为日，据文意及《珍本医书集成》本改。

瓜果甘甜,饮冷不时之物,当风取凉,受不时之气则令胎冷子身不能安处,皮毛疼痛,筋骨拘急,手足挛拳,致使母有危证,急宜服安胎和气散。

诃子煨　白术各一两　陈皮　良姜炒

木香煨　白芍药　陈米炒　甘草炙,各半两

上咬咀,每四钱,水盏半,姜五片,煎七分,去滓温服,不拘时,忌生冷。

第五十八问　妊娠三月,曾经堕胎,至其月日复堕者,何也?

答曰:阳施阴化则有胎也。若血气和调,胎气乃成;若血气虚损,子脏为风冷所乘,致亏荣卫,不能荫养其胎,故数堕也。假令妊娠三月,当手心主包络经养之,不善摄生伤经,则胎堕,后虽再有妊,至其月日,仍前犯之,所以复堕也。又有因坠堕惊恐,或吐血、下血者,皆能损胎。若妊娠常腰疼者,喜堕胎也。盖腰为肾府,女子以系胎也。

地榆散：治妊娠损动胎胞，下血不止。

地榆三钱　干姜三分　当归三钱　龙骨三钱　芎䓖三钱　艾叶半两　阿胶三钱　蒲黄半两　熟地一两　黄牛骨腮一两,烧灰　乌贼骨二钱,烧灰　白术半两

上为细末，每服二钱，以粥饮调下，不拘时。

卷柏丸：治妊娠数堕胎，皆因血气虚，损子脏受风冷，致令胎不坚固，故频有伤。

卷柏　钟乳粉　鹿角胶捣碎,炒令黄燥　紫石英火煅,研细,水飞过　阳起石火煅,研细　桑螵硝炒　熟地　禹馀粮烧,醋淬七次,各一两

杜仲　芎䓖　当归锉炒　桂心　牛膝桑寄生　五味子蛇床子　牡丹皮各三分玄及。

上为细末，炼蜜丸，桐子大，每服五十丸，空心温酒送下。

严氏第二论：胎动腹痛者，何也？

曰：胎动腹痛，其理盖缘饮食冷热，动风毒物，或因再交，摇动骨节，伤犯胞胎，其候

多呕,气不调匀,或服热药太过,血气相干,急服顺气药安胎,不然,变成漏胎,则难疗矣。

如圣汤:

鲤鱼皮 当归 熟地 阿胶 白芍药 川芎 续断_{酒浸} 甘草_{炙,各等分}

上㕮咀,每服四钱,水盏半,入苧根少许,姜五片,煎七分,去滓空心服。

第五十九问 大小二便秘结不通者,何也?

答曰:阳虚不能运阴,故气无阴以清其阳,则阳独治而为热;阴虚不能运阳,故气无阳以和其阴,则阴独治而为厥。是以二气和,则气道平,二便顺,则气道通。今二便秘结,明① 阳气之独治也。夫人有腑脏气实而生热者,随其停积之处而成病也。若热结大肠,则大便不通;热结小肠,

————————

① 明:《珍本医书集成》本为阴。参上下文意,以为当为"明",乃"明了、明白"之意。

则小便不通。若大小便俱为热所结，故烦满而二便结闭，热盛则肠胃气逆，冷则变为呕也。

槟榔散：治产后大小便秘，心腹胀满气促。

槟榔一两　车前子三分　冬瓜子三分　川大黄一两,微炒　木通一两　桂心半两　甘草炙,半两　当归炒,半两　滑石一两　川朴硝一两,秘甚者入硝

上㕮咀，每服三钱，水盏半，煎半盏，去滓温服，不拘时。

木通散：治产后大小便秘涩。

木通　大麻仁　葵子一本冬瓜子　滑石　槟榔各一两　枳实半两,麸炒　甘草炙,半两

上㕮咀，每服三钱，水盏半，煎八分，去滓温服，不拘时。

严氏第四论：妊娠面赤口苦舌干，心烦腹胀者，何？曰：盖缘恣情饮酒，因食桃梨羊肉鸡面鱼腥膻毒物等，致令百节酸疼大小便结秘，可服归凉节命散。

川芎　苎根　白芍药　麦门冬_{去心}

川芎　苎根　白芍药　麦门冬去心
当归　白术各一两　糯米半合　甘草炙半两

上咬咀,每服四钱,水盏半,煎九分,去滓温服,不拘时。

大腹皮散:治妊娠大小便不通。

枳壳　大腹皮　甘草炙,各一两　赤茯苓去皮,三钱

上为细末,每服二钱,浓煎葱白汤调下,不拘时服。

冬葵子散:治妊娠小便不利,身恶重寒,起则眩晕,及水肿。

冬葵三钱　赤茯苓二钱

上为细末,每服三钱,米饮调下,不拘时。若利则歇,服不通,恐是转胞,加发灰少许神效。曾有妊妇腹胀,小便不利,吐逆,诸医杂进温脾胃、宽气去胀等药,服之反吐,药食不内,转加胀满揉心,验之胎死腹中,又服诸下胎药不能解,举家惊惶。因得鲤鱼汤论曰:脚肿俗呼为皱脚,亦有通身肿满,心胸急胀,名曰胎水。遂去妊

妇心前衣服看之,胸肚不分,急以鲤鱼汤
四五服,大小便皆下恶水,肿消胀去,方得
分娩死胎,可谓生之幸也。此证盖缘怀身
腹大,妊妇不自知觉,人人皆以为身娠如
此,终不以为胎水病,医人何以得知? 故
书此论,病家当自觉察。

鲤鱼汤:

当归　白芍药去皮,各四钱　白术半两

上咬咀,每服四钱,用鲤鱼一尾,不拘
大小,破洗去鳞肠,白水煮熟去鱼。每服
鱼汁一盏半,姜五片,橘皮少许,煎一盏,
空心服,如胎水去未尽绝,再服。

第六十问　妊娠伤寒与常人伤寒治法同异?

答曰:四时有不正之气,如春夏亦有
寒温时,秋冬亦有暄暑时。是故一岁之
中,病无长幼,率相似者,此则时行之气,
俗谓之天行。若春温暖而清气折之,则责
邪在肝;夏应暑而寒气折之,则责邪在心;

秋应凉而反大热折之，则责邪在肺；冬应寒而反大温抑之，则责邪在肾。仲景云：冬温之毒，与伤寒大异。盖伤寒者，因冒寒而作也，其候发热恶寒，头疼腰脊痛，其脉浮紧，无汗者可发汗，宜服麻黄汤，脉浮缓而有汗者，可解肌，宜服桂枝汤。切详麻黄桂枝皆能堕胎，以此言之，则妊娠伤寒，常人之治法大不相侔也。

十全散：即败毒散，又名人参羌活散，治伤寒瘟疫。

人参　白茯苓　羌活　独活　甘草炙　川芎　枳壳　柴胡　白术　桔梗各等分

上㕮咀，每服三钱，水盏半，姜五片，薄荷七叶，煎七分，热服，如头疼发热连二服，汗出即愈。

阿胶散：治妊娠妇伤寒安胎。

阿胶　桑寄生　吴白术　人参各等分

上为细末，每服二钱，煎糯米饮调下，不拘时。

罩胎散：

卷荷叶一两,焙干　蚌粉花

上为细末,每服二钱,入蜜少许,新汲水调下,食前服。

严氏第十问：妊娠妇外感风寒,浑身壮热,眼晕头眩者,何? 曰：盖因风寒客于皮肤,伤于荣卫,或洗项背,或当风取凉,致令头目昏痛,憎寒发热,甚致心胸烦闷,大抵产前二命,所以不可轻易妄投汤剂,感冒之初,止宜进芎苏饮,以发散表邪,其病自愈。

芎苏饮：

川芎　紫苏叶　白芍药　白术　麦门冬　陈皮　干姜各一两　甘草灸半两

上咬咀,每服四钱,水盏半,姜三片,葱白一寸,煎八分,温服不拘时。

第六十一问　妊娠伤寒,差后复发热者,何也?

答曰：伤寒差后发热者何? 此名劳食

复也。《内经》云：多食则复，食肉则复。缘病差后，气尚虚，津液未复，因劳动生热气，既还复入经络，名曰劳复。仲景云：伤寒差后，更发热者，小柴胡汤主之。脉浮者以汗解，脉沉者以下解，又伤寒差后劳复者，枳实栀子汤主之。《千金方》劳复起死，人参麦门冬汤，又有食复者，大病新差，脾胃尚弱，谷气未复，强食过多，停积不化，因尔发热，名曰食复。仲景于枳实栀子汤证云：若有宿食，内加大黄，如博基子大五六枚，服之愈。

枳实栀子汤：

枳实一枚，去穰，麸炒　栀子三枚半，肥者
豉一两半

上以清浆水二盏半，煎九分，下豉再煎五六沸，去滓温服，覆令汗出。若有宿食，加内大黄，如博基子大五六枚服之，日煎服之。

第六十二问　时气温病,皆能损胎者,何也?

答曰:《阴阳大论》云:春气温和,夏气暑热,秋气清凉,冬气凛冽,此则四时正气之序也。冬时严寒,万类深藏,君子固密则不伤于寒。若伤于寒者,凡名伤寒耳。其一岁之中,长幼之病多相似者,故名时行之气也。其伤于四时之气皆能为病以伤寒为毒者,以其最盛杀厉之气中而即病者,名曰伤寒不即病。寒毒藏于肌肤,至春变而为温病,至夏变而为暑病。暑病者,热极重于温也。详此三证,皆因寒气而受邪,寒极生热,热气薰煮其胎,故损也。

罩胎散:见六十问中

人参羌活汤:治妊娠感冒,发热头疼,身体痛。

白茯苓　羌活　独活　前胡　芎䓖
枳壳炒　桔梗　人参各一两　甘草炙,半两

干葛　陈皮各一两

上为细末，每服三钱，水一盏，姜五片，枣一枚，煎七分，去滓温服。

黄龙汤：治妊娠瘟疾，寒热头痛，不欲饮食，胁下痛，呕逆痰气及产后伤风，热入胞宫，寒热如疟。

柴胡　黄芩　甘草　人参各一两

上锉如麻豆大，每服五钱，水盏半，煎八分，去滓温服，不拘时。

治妊娠患疾：

黄芩尖者，出锥郁金。

上为细末，每服一钱，板蓝根、地黄水调下，汗出效，未愈再服即愈。

治妊娠患时疾：

鸡子坠井底泥上，隔宿取出，吞之必无虞矣

第六十三问　妊娠寒热，或因暑气者，有不因伤暑而得之者，何也？

答曰：疟者，寒热之疾，皆由风寒入中也。夫风为阳邪，阳化气而为热；寒为阴邪，阴化气而为寒。阴阳上下交争，虚实邪正更作，或阴并于阳，则阴实而阳虚；若阳并于阴，则阳实而阴虚。或先伤于寒而后伤于风，其为候也，则先寒而后热；或先伤于风而后作于寒，其为证也，则先热而后寒，休作有时，与伤寒颇异者，故名为疟也。《经》曰：夏伤于暑，秋必病疟者，此因暑气之所伤也。若妊娠寒热者，皆由血气虚损，风邪乘之，致阴阳关隔，寒热互见也。《经》云：阳微恶寒，阴弱发热，若此之类，皆系虚之所致此，不因暑气之作也。若热极不已，则伤胎。

大安散：治脾寒如疟，发热无时。

草豆蔻七个，和皮细切　厚朴半两　乌梅十个，去核仁　甘草　人参各一分　大枣十枚　肥姜一分，连皮　陈皮七个全者，洗净① 切良姜一分

上共锉拌匀，分作五裹，先以盐水蘸纸湿裹，煨香熟，第一服一裹，水一碗，煎

---

① 净：原为浮，据文意及《珍本医书集成》本改。

一盏,温服;第二服用二裹,并煎滓,以水二碗,煎一碗,温服;第三服用三裹,并煎滓,以水三碗,煎一碗,作两服,并空心食前温服。

妊娠患疟,热者可服:

常山　竹叶各半两　人参　石膏各一两,研　糯米一百粒

上为㕮咀,每服三钱,水盏半,煎八分,去滓通口服,不拘时。

地黄丸:治寒热类疟,久之为劳。

生地二两　柴胡洗　蓁艽　黄芩各半两　赤芍

上为细末,蜜丸桐子大,每服三十丸,乌梅汤下,不拘时。

清肌汤:治头目昏重不悦,颊赤口燥咽干,发热盗汗,饮食减少。

甘草炙,半两　草果仁五钱　当归微炒白术一两　白茯苓　芍药　柴胡各一两　川芎半两

上㕮咀,每服三钱,水一盏半,煨姜一

块,切碎,薄荷少许,煎七分,去滓热服,不
拘时。

第六十四问　下痢与滞痢,何以别之?

答曰:春伤于风,邪气运留,遇肠胃虚
弱,风邪因时伤之,肠虚则泄,故为水谷之
痢也。或肠虚受热气者,下痢则赤;受冷
气者,下痢则白;冷热相交,其痢如鱼脑鼻
涕相杂,连滞不已者,谓之滞痢也。

香连丸:治泄痢不止。

木香　黄连　吴茱萸　白芍各等分

上为细末,面糊丸,桐子大,每服二十
丸,浓煎米饮汤下,空心日三服。

妊娠下痢不止:黄檗　干姜　赤石脂
各二两　酸榴皮一具

上为粗末,每服五钱,水盏半,煎六
分,去滓食前温服。

赤石脂散:治肠胃虚弱,水谷不化,冷
热不调,下痢赤白,肠滑腹痛,肢体困倦,

饮食减少。

赤石脂　甘草各二两　肉豆蔻仁十两
砂仁五两

上为细末,每服二钱,温粟米饮汤下,
食前。

归连丸:治一切下痢无以新久,及冷
热脓血,肠滑里急,日夜无度,脐腹绞痛不
可忍。

阿胶捣碎,炒如珠,三两,以醋四升煮成膏　黄
连　当归各三两　干姜二两　木香一两五钱

上共为末,用阿胶膏丸,桐子大,每服
三十丸,食前米饮下。

当归芍药散:治妊娠腹中绞痛,心下
急胀,及产血晕,内虚气乏,崩中久痢。常
服通畅血脉,不生疮疡,消痰,养胃,明目,
益津。

白芍八两　当归　白茯苓　白术各一两
泽泻　川芎各四两

上为细末,每服二钱,温酒调下,食
前。《元和纪用经》云:本六气经纬,能补

虚劳,养真阳,退邪热缓中,和神志,润泽颜色,散邪寒温瘴时疫。安期先生赐君少久饵之药,后仲景增减为妇人怀妊腹痛本方。用芍药四两,泽泻,茯苓,川芎一两,当归白术二两,亦可以蜜丸服,又方等分,每服三钱,温酒米饮任下。

鸡黄散:治怀妊下痢,赤白绞刺疼痛。

鸡子一个,乌者为妙,就头作一窍,倾出清留黄,以黄丹一钱,入前鸡子内,打令黄匀,以厚纸裹,盐泥固济煨取出焙干

上为末,每服二钱,米饮调下,一服愈者是男,二服愈者是女。

严氏第九论:妊娠下痢赤白者何?

曰:盖因冷物停脾,辛酸损胃,冷热不调,胎气不安,凝滞下痢频频,时有时无,或赤或白,肠鸣后重,谷道疼痛,急服黄连丸,不问冷、热二证,皆可服之。

蒙姜黄连丸:

干姜炮　黄连　川芎　砂仁微炒　阿胶　蛤粉炒,各一两　白术一两　乳香三钱,另研　枳壳半两

上为细末，同盐梅三个取肉，入少醋糊用杵匀，丸如桐子大，每服四十九，白痢干姜汤下。

赤痢甘草汤：赤白痢，干姜甘草汤下。

第六十五问　喘病何以得之？

答曰：喘急之病，皆由数荣卫之气，流行失度，气经于脏而脏不能受，诸气上并于肺，肺管隘而气争，故令喘急。其始得之，或因坠堕恐惧，则精神怯怯，上焦闭而气不行，气不行则流于肝，肝气乘肺，此喘出于肝；或因惊恐，惊则心无所倚，神无所归，气乱于中，心乘于肺，此喘出于心；或因渡水跌仆，肾气暴伤而不通行，气流于肾，肾气上乘于脾，此喘出于脾；或因饮食过伤，动作用力，谷气不行，脾气逆而凝肺，此喘出于肺。凡诸脏相乘而喘，其证各不同也。

神秘汤：治夜不得卧，卧则喘，此由水气逆行，上乘于肺，肺得水则浮而开，使气不得通流,其脉沉大。

陈橘皮汤洗,焙　生姜　紫苏叶　人参
桑白皮各半两

上为㕮咀,每服三钱,水盏半,煎八
分,去滓温服。

平肺汤:治喘急。

天门冬去心,一两　马兜铃　百部各
半两。

上为粗末,每服五钱,水盏半,煎八
分,去滓温服。

第六十六问　妊娠多痰者,缘何而生?

答曰:痰因饮生也,气道壅滞,津液不
通,水饮气滞,停在胸膈,结而成痰。人皆
有之,少则不能为害,多则成病,乃至呕
吐,妊娠呕吐甚者,多伤胎也。

细辛五味子汤:治痰饮壅滞。

细辛一两　五味子三两　白茯苓　人
参　白术　甘草炙,各一两　干姜一两,炮

上为饮子,每服三钱,水盏半,煎八分,去滓温服,食后。

赤茯苓汤:治妊娠呕哕,心下满,胸膈间宿有停水,停水心悸。

赤茯苓　人参　陈皮各一两　芎劳
白术　半夏各半两

上为饮子,每服四钱,水盏半,姜五片,煎七分,去滓温服,不拘时。

第六十七问　妊娠霍乱者,何也?

答曰:阴阳不顺,清浊相干,气射中焦,名曰霍乱。本因饱食豚脍,复啖生冷,或饮寒浆,眠卧冷席,风冷之气伤于脾胃,诸食结而不消,阴阳二气壅而不散,交错于中,变成吐痢,邪在于上者,先心痛而吐;邪在于下者,先腹痛而痢;心腹俱痛,吐痢并发。挟风者,身热头痛,冒暑者,吐痢冷饮若不已,则百脉昏乱,营卫俱虚,冷搏于筋,令人转筋,邪干于胎,其胎必损,挥霍之间,便成缭乱,故名霍乱也。

白术散:治产后霍乱,吐痢腹痛烦渴,手足逆冷。

白术　麦门冬　陈皮　干姜_炮　人参_{各一两}　甘草_{炙半两}

上为粗散,每服四钱,水盏半,姜五片,煎六分,去滓温服,不拘时。

寒者,理中汤:治里寒外热,霍乱吐痢,手足厥冷,胸痹心痛,逆气结气。

丁香_{一两}　人参　甘草　白术　干姜_{炮,各三两}

上为饮子,每服三钱,水盏半,煎八分,去滓空心,稍热服。

丁香散:治霍乱吐痢不止。

丁香　桂心　白术_{各半两}　诃梨勒　厚朴　高良姜　附子_{各三分}　木瓜_{干者}　陈皮_{各一两}

上为细末,每服二钱,米饮调下,不拘时。

渴者,五苓散:治霍乱吐痢,躁渴引饮。

泽泻五两　　白术　　猪苓各三两　　肉桂二
两　赤茯苓三两

上为细末,每服二钱,热汤调下,不拘
时,服讫多饮热汤,有汗即愈。

参苓白术散:治胃气不顺,吐痢止后,
躁渴不解。

干姜二两　　人参　　白茯苓各一两　　木香
一分　甘草炙一分　藿香叶

上为粗末,每服二钱,水盏半,煎七
分,去滓温服,不拘时。

香薷饮:治清浊相干,霍乱吐痢。

香薷一两半　　厚朴　　黄连各二两

上为饮子,每服三钱,水盏半,煎七
分,去滓,用新汲水频频顿极冷服之药,冷
则效速也。

第六十八问　何谓子烦?

答曰:烦有四证,有心中烦,有胸中
烦,有虚烦,有子烦,诸如此者,皆热也。
若藏虚而热气乘心,则令心烦,但烦热而

已,别无他证者,名曰虚烦。若积痰饮而呕吐涎沫者,谓之胸中烦。或血饮停积,虚热相搏,以其妊娠而烦,故谓之子烦也。

犀角散:治妊娠心烦热闷。

犀角屑　地骨皮　黄芩　麦门冬
赤茯苓各一两　甘草炙,半两

上为饮子,每服四钱,水盏半,煎八分,去滓,入竹沥一合,更煎数沸,温服不拘时。

当归饮子:治妊娠胎动,心烦热闷。

当归　芎藭　阿胶　豆豉　桑寄生
各半两　葱白七茎

上为饮子,每服三钱,水二盏,煎八分,去滓温服,不拘时。

竹沥汤:疗妊娠常苦烦闷,此子烦也。

竹沥二合　防风三两　黄芩三两　茯苓
四两　麦门冬三两

上为饮子,水四升,合竹沥煮取二升半,分三服,不差重作。

第六十九问　何谓子嗽?

　　答曰:肺主气,外合皮毛,风寒外感入射于肺,故为咳也。有涎者谓之嗽,无痰者名曰咳,夫五脏六腑俱受气于肺,各以其时感于寒而为病也。秋则肺受之,冬则肾受之,春则肝受之,夏则心受之,长夏则脾受之。长夏者,夏末秋初也,诸藏不已,各传于腑也。妊娠而嗽者谓之子嗽,久而不已则伤胎。

　　天门冬汤:治恶热咽燥脉数,咳嗽,甚则咯血。

　　天门冬半两　紫苑　知母各一两　桑白皮　五味子　桔梗

　　上为饮子,每服五钱,水二盏,煎一盏,去滓温服。有血者加阿胶半两,大便涩而喘者加葶苈半两。

　　百合散:治妊娠咳嗽,心胸不利,烦闷不欲饮食。

　　百合　紫苑　麦门冬　桔梗　桑白

皮各一两　甘草炙半两

上为㕮咀,每服四钱,水盏半,入竹茹
一分,煎八分,去滓,入蜜半匙,更煎三四
沸方可,不拘时候温服。

缓息丹:治肺气不调,痰壅咳嗽,上气
喘满,咳嗽唾痰沫,日夕不安止。

半夏曲二两,半夏汤洗七次,研成末,姜汁和,候干
再为末,姜汁再和,共七八次,取吃之,不辣为度　橘红五
钱　天门冬半两　杏仁一两,去皮尖,别研成霜

上三味为末,次拌研细杏仁霜,炼蜜
和,每两分十五丸,每服一丸,随津调之,
食后服。

第七十问　何谓胸痹?

答曰:胸痹者,由寒气客于脏腑,气上
冲心,胸下愊愊如满,噎塞习习痹痛,饮食
不下,谓之胸痹也。脾胃渐弱,乃至毙人。
妊妇为患,亦损伤胎也。

枳实理中汤丸:治结胸欲绝,心膈高
起,手不可近。

白茯苓　人参各二两　枳实十六片　干姜炮　白术各二两　甘草炙二两

上为细末，蜜丸，如鸡子黄大，每服一丸，热汤化下，连进二三服，胸中豁然而开。渴者加括蒌根二两，下痢者加牡蛎二两。

桔梗枳壳汤：治痞气胸满欲绝。

枳壳　桔梗汤洗，去穰，各一两

上锉麻豆大，分二服，水二盏，煎一盏，去滓温服，不拘时。

沈香理气汤：治气滞不和，胸膈虚痞。

丁香　檀香　木香各半两　藿香二两　甘草二两　砂仁半两　白豆蔻一两用仁　沉香　乌药　人参各一两

上为末，每服一钱，入盐一字，沸汤点服，不拘时。

调气丸：治气道不顺，胸膈壅塞。

青皮炒　陈皮炒　木香各一两，不见火

上各锉碎，用牵牛末四两炒，牵牛末焦黄，筛去不用，以三味为细末，蜜丸桐子大，每服五十九，空心姜汤送下。

第七十一问　何谓子痫？

答曰：风是四时八方之气，常以冬至日候之。风从其方来者，长养万物，不从其方来者，乃名虚邪贼风。体虚之人中之者，随其虚而为病也。夫五脏六腑之俞，皆在于背，脏腑既虚，则邪乘虚而入伤，随其脏腑所感而发，时能言者可治，不能言者难治。若伤太阳之经，复遇寒湿相搏，口噤背强，名之曰痉。妊娠而发者，闷冒不识人，须臾则醒，醒而复发，名曰子痫，又名子冒。久则成变痉，妊娠忽闷，眼直不识人，顺臾醒，醒复发似不醒者，名曰痉病，亦号子痫，亦号子冒。以葛根汤，若有竹近可速办，当先作竹沥汤，其竹远不可即办者，当先办葛汤，此二物偏疗诸痉，绝可以起死也。小儿忽痫痉，与金疮疗之亦验，作竹沥法于后。

取新伐青淡竹断之，除两头节，作片，

以砖并侧,令竹两头虚,布列其上,烧中央两头汁出,以器盛之取服。

葛根汤:疗妊娠临月,因发风痉,忽闷愦不识人,吐逆,睡少醒复发,名为子痫。

贝母 葛根 牡丹皮去心 防己 防风 当归 芎䓖 肉桂取肉 白茯苓 泽泻 甘草炙各二两 独活 石膏 人参

上件以水六升,煮取三升,分三服。其贝母令人易产,若未临月者,以升麻代之,忌海藻菘菜物。

第七十二问 胎痿过年不产,又两胎一生一死者,何也?

答曰:阳施阴化,精盛有馀者,则成两胎。《脉经》云:左右脉俱疾为二子。又云:俱沉实猥生二男,俱浮大,猥生二女。且胎之在胞,以气血滋养,若寒温节适,血气强盛,则无伤;若冷热失宜,气血损弱,则胎痿,燥而不育,或过年久而不产;若双胎遇寒,经养不周,故偏夭伤,候其胎上冷，是胎已死，如难乳子，热者为禄，寒者多渴，正谓此也。

干地黄丸：治妊娠气血虚弱，胎气不长。

熟地黄_{一两}　芎䓖　白茯苓　人参　当归_{各三①分}　柴胡_{半两}　刺蓟　桑寄生_{各半两}　厚朴_{一两}　龙骨　阿胶_{各三分}　白石脂_{三分}　黄芪_{半两}　甘草_{一分炙}

上为细末，蜜和，捣二三百杵，丸如桐子大，每服三十丸，清粥饮汤送下，不拘时。

雄黄丸：治妊娠是鬼胎，致腹中黑血数下，腹痛。

雄黄_{细研}　累日_{去毛，一本鬼日去心}　莽草　丹砂_{细研}　巴豆_{去皮心油}　獭肝_{炙黄，各半两}　蜈蚣_{一枚，炙黄}　蜥蜴_{一枚炙黄}

上为细末，炼蜜和，捣三百杵，丸如桐子大，空腹温酒下二丸，日进二服。服后当下痢，如不痢加至三丸。初下清水，次

---

①　三：《珍本医书集成》本为"五"。

下虫,如马尾状无数,病极者下蛇虫,或如虾卵鸡子,或如白膏,或如豆汁,其病悉愈。

白术散:调补冲任,扶养胎气。治妊娠宿有风冷,胎痿不长,或失于将理,动伤胎气,多致损堕,怀妊常服,壮气益血,保护胎脏。

牡蛎三分　白术四分　芎䓖四分　川椒
去目炒,三分

疗妊娠两儿,腹中一死一活,令死者出,生者安,此方神验,万不失一。

蟹爪一升　甘草二尺炙　阿胶三两

上以东流水一斗,先煮二味,取三升,内阿胶令烊,顿服,不能顿服分再服,若人困,拗开口下,药人即活,煎药宜向东,以茅苇薪煮之。

第七十三问　妊娠堕胎,或血出不止,或血不出者,何也?

答曰:血寒则凝,温则散,堕胎损经,

血出不止有二：一则因热而流散，二则气虚而不敛。泻血多者，必烦闷而死，或因风冷堕胎者，血冷相搏，气虚逆上，则血结不出，抢上攻心，则烦闷，亦多致死，当温经逐寒，其血自行也。

胶艾汤：治劳伤血气，冲任虚损，月水过多，淋沥漏下，连日不断，脐腹疼痛，及妊娠将摄失宜，胎动不安，腹痛下坠，或劳伤胞络，胞阻漏血，腰痛闷乱，或因损动，胎上抢心，奔冲短气，及因产乳冲任气虚，不能约制经血，淋沥不断，延引日月渐成羸瘦。

阿胶　芎蒡　甘草二两,炙　当归　艾叶微炒,各三两　熟地　白芍各四两

上㕮咀，每服三钱，水一盏，酒六分，煎八分，去滓稍热服，空心日服三次，甚者连夜并服。

伏龙肝散：治血气劳伤，冲任脉虚，经血非时忽然崩下，或成豆汁，或成片，或五色相杂，或赤白相兼，脐腹冷痛，经久未

止。令人黄瘦口干,饮食减少,四肢无力,虚烦惊悸。

伏龙肝一两,灶口土　熟地二两　甘草炙,半两　芎䓖二两　肉桂半两　当归炒三分　干姜炮三分　艾叶微炒二两　赤石脂一两　麦门冬一两

上为粗散,每服四钱,水盏半,枣三枚,煎八分,去渣温服,食前。

当归散:治妊娠猝惊奔走,或从高坠下,腹痛下血不止。

当归一两半,炒　阿胶二两,捣碎令黄色　艾叶炒一两　芎䓖一两

上为饮子,每服四钱,水盏半,煎至六分,次入生姜汁一匙,地黄汁半合,马通汁半合,更煎三两沸,去渣温服,不拘时。

第七十四问　何以谓之子淋?

答曰:肾者作强之官,技巧出焉,与膀胱为合,男子以藏精,女子以系胞。启玄子云:强于作用,故曰作强。造化形容,故

日技巧。在女则当技巧，在男则正当作强。夫淋者，肾虚膀胱热也，肾虚不能制水，则小便数也，客热乘膀胱，则水行涩，涩而且数，淋沥不宣，妊娠之人，系胞于肾，肾患虚热成淋，故谓子淋也。

治疗妊娠患子淋，小便数而少，或热痛酸疼。

地肤草三两，以水四升，煮取二升半，分三次服

疗妊娠患子淋，宜地肤汤：

地肤草　车前子各三两　知母　黄芩赤茯苓　赤芍　枳实炙　升麻　通草甘草炙，各二两

上㕮咀，每服四钱，水盏半，煎八分，去滓空心温服。或无地肤，葵根汁亦妙。

石苇散：治产后小便淋沥溺血。

石苇去毛　榆白皮　木通各一两　黄芩三钱　赤芍各半两

上为粗散，每服三钱，水盏半，入生地黄一分，煎六分去滓，日三四服。

第七十五问 小便或有痫者，或有不通者，何也？

答曰：小肠为盛受之府，膀胱乃州都之官。启玄子云：位当孤府，故谓都官，居下内空，故藏津液。若得气海之气，则能泄注也。或受热渗于脬，脬屈辟而系转，故使小便不通利也。或肾胞有冷，不能温制于水道，故小便日夜十数行，甚者至于乱梦恍惚。寒者宜大建中汤、苁蓉丸，热者琥珀散，方见《指迷方》。

萆薢丸：益肾固气，小便频数。

萆薢青盐三铢，水半盏，煮熟秤取半两　金毛狗脊炮三分　益智子捶碎盐炒，半两　肉苁蓉一两，切焙　兔丝子半两，酒浸研　巴戟半两　杜仲麸炒，半两　黄芪一钱

上为细末，酒糊丸，如桐子大，每服四十九，空心淡盐汤米汤下。

冬葵子散：治妊娠胎不安，小便淋沥，小肚疼痛。

冬葵子炒　柴胡　桑白皮　赤茯苓
赤芍　当归各等分

上为㕮咀,每服四钱,水盏半,姜五
片,葱白七寸,煎七分,去滓温服。

车前子散:除下焦留热,小便不通,淋
沥作痛。

车前子　槟榔　木通　陈皮　赤芍
赤茯苓　当归　滑石　石苇炙去毛,各一两

上㕮咀,每服五钱,水二盏,煎一盏,
温服,以利为度,未利再服,食前。

忘忧散:治心经蓄热,小便赤涩不通,
淋沥作痛。

琥珀不拘多少。

上为细末,每服五分,浓煎萱草根汤
调下,食前。

第七十六问　大便或痢或秘者,何也?

答曰:大肠者,传导之官,变化出焉。
独受阴阳之浊,化其糟粕,传不洁之道。

若三焦不调,脏腑不和,受热则津液竭燥,肠胃否涩,大便不通;有寒则腹痛肠鸣,水谷并下。故热则宜清而通之,寒则宜温而固之。

建中散:治脾胃不和,中脘气滞,宿寒留饮,停积不消,心腹刺痛,胁肋膨胀,呕吐痰涎,逆噫气,吞酸,肠鸣泄痢,水谷不化,肢体倦怠,不思饮食。

青皮一本无青皮　枣子一斤　厚朴一斤　甘草　半夏汤泡,洗浸,五两　陈皮八两　干姜炮五两

以上六味,用水三斗煮,令水尽焙干。

人参去芦,一两　藿香一两　诃子炮取,二两　白术一两　草豆蔻去皮,一两　白茯苓一两

上为饮子,每服二钱,水二盏,姜三片,煎六分,去渣温服,食前。

四味换肠丸:治便下觉脏腑疼痛,泄痢,饮食不美,因多思所致,或寒气积,遂成其痢。一名白术止痢丸

白术三分　诃子炮去核,取肉,三分　肉豆蔻三分　锺乳粉一两

上为细末,入锺乳粉,拌面糊为丸,桐子大,每服五十丸,空心熟水送下,止进三两服便效。

热者,服四顺饮子:治大便不通,面赤身热。

大黄　白芍　甘草　当归各等分

上为粗散,每服五钱,水盏半,煎一盏,去滓温服,不拘时。

麻仁丸:治肠中受风,津液燥少,往往大便秘。

麻仁去皮研,二两　枳实四两,麸炒　白芍四两　大黄四两,炮　厚朴二两　杏仁二两

上为细末,蜜丸梧桐子大,米饮下二十丸,未通,加至三十丸。

寒者,理中汤:治肠胃冷热湿,泄泻注下,水谷不分,腹中雷鸣,及伤时气,里寒外热,霍乱吐痢,手足厥冷,胸痹心疼,逆气结气,并皆治之。

人参　甘草　白术　干姜炮各三①两
肉豆蔻　砂仁各二两

上为饮子,每服三钱,水盏半,煎一
盏,去滓热服,食前。

煮朴丸:治脏寒泄痢。

北枣半斤　川芎四两　生姜切片四两

以上三味,水三碗煎干,将生姜厚杵
烂,入枣肉一处,再杵令细,以麻油涂手,
担如小钱,慢火焙干,入后药。

苍术米泔浸　茴香炒　甘草炙　官桂去
皮新者　神曲　麦蘗炒净秤　蓬术煨,各四两
砂仁　良姜炒,各二两　豆蔻煨二两　丁香一
两　川姜二两

上为细末,水煮薄糊为丸,梧桐子大,
每服百粒米饮汤下,不拘时。

豆蔻橘红散:温脾养胃,消谷嗜食。

丁香　木香一两　白豆蔻仁　人参
白术　厚朴　神曲　干姜炮　半夏曲炒
陈皮去白　藿香叶去土　甘草炙各半两

①　三:《珍本医书集成》本为"二"。

上为细末,每服三钱,水一盏,姜三片,枣一个,煎七分,去滓空心温服。

第七十七问　妊娠至八九个月,两脚俱肿,何也?

答曰:妊娠至八九月腿脚肿者,不可为水病治之,恐导其真气。见此状者,则知其易产也,盖胞藏水血俱多,不致胎燥,故云易产也,当服顺气滑胎之药。若初妊而肿者,是水气过多,儿未成体,恐坏胎也。

枳壳散:养胎气,安和子脏,治胎中一切恶疾,能令胎滑易产。

枳壳去穰,炒,四两　甘草炙一两

上为细末,每服二钱,沸汤调服,空心,入月日进三服。

榆白皮汤:滑胎易产,治妊娠会因漏胎去血,临产惊动太早,产未至,秽露先下,致胎胞干燥,临产艰难。

冬葵子一两　木通半两　榆白皮一两

瞿麦一两　牛膝去苗,酒浸,焙,三分　大麻仁去壳,三分

上为粗末,每服三钱,水盏半,煎八分,去滓温服,不拘时

救生散:安胎益气易产。

人参　阿子湿纸裹,煨熟去核　陈皮炒

白术炒　大麦肉炒　神曲炒,各半两

上为细末,每服二钱,水一盏,煎六分,去滓,入月加一倍,用水二盏,煎一盏,空心温服,服之能令儿紧小,乳母无患。

第七十八问　妊娠十月将养之法,何如?

答曰:阴搏阳别,谓之有子,此是血气和调,阳施阴化也。诊其手少阴脉动甚者,妊子也。所谓妊者,阳既授始,阴妊之也。娠则以时而动,故曰妊娠也。妊娠一月,名始胚,饮食精熟,酸美受御,宜食大麦,无食腥辛,是谓正才。妊娠一月,足厥阴脉养,不可针灸其经。足厥阴内属于

肝，肝主于筋及血，一月之时，血行否涩，不为力事，寝心安静，无令恐畏。

妊娠一月，阴阳新合为胎，寒多为痛，热多猝惊，举重腰疼，腹满饱急，猝有所下，当预安之，宜服乌雌鸡汤。

乌雌鸡一双，炙如常法食　茯苓二两　吴茱萸一升　芍药　人参　白术各三两　麦门冬五合　阿胶二两　甘草一两

上九①味㕮咀，水一斗二升煮鸡，取汁六升，去鸡下药，煎取三升，内酒三升并胶烊尽，取三升放温，每服一升，日三服。

妊娠曾于第一个月坠胎者，入月，预服此药治之，补胎汤：

人参　防风　细辛　乌梅肉　白术各一两　大麦一合　熟地一两　吴茱萸半两，洗七次

上为饮子，每服三钱，水盏半，姜三片，煎七分，去滓空心服，寒多者倍细辛、

———————

① 九：原为十，据上文及《珍本医书集成》本改为"九"。

茱萸,渴者去细辛,加括蒌根,若有所思,去大麦,加柏子仁三合服之。

妊娠二月名始膏,无食腥辛之物,居必①静处,男子勿劳,百节皆痛,是谓胎藏也。少阳者胆之脉也,主于精。二月之时,儿精成于胞里,故足少阳养之,足少阳在足小指间,本节后附骨上一寸陷中者是,妊娠二月阴阳居经。若有寒,多坏不成;有热,则萎萃怯弱,中风寒有所动摇,心满,脐下胀急,腰背强痛,猝有所下,乍寒片热,服艾叶汤。

人参　当归　艾叶　甘草　麻黄去根节　丹参各一两　阿胶炒,二两

上为哎咀,每用一两,水盏半,枣三枚,姜五片,好酒一盏,煎一②半盏,去滓分为二服,食前。

妊娠曾于第二个月坠胎者,入月,预当养其胎藏,服黄芩汤。

___

① 必:《珍本医书集成》本为心。
② 一:《珍本医书集成》本无"一"字。

黄芩　人参　阿胶各一两,炒碎　当归半两,炒干　吴茱萸一分,洗七次,焙干,微炒

上为㕮咀,每服三钱,水盏半,姜三片,煎八分,去滓,食前,如觉大段不安,加乌梅一两。

妊娠三月始胎,当此之时,血不流通,形像始化,未有定仪,见物而变。欲令见贵盛王公好人,端正庄严;不欲令见伛偻侏儒,丑恶形人,及猿猴之类,无食姜兔,无怀刀绳;欲得见男者,操弓矢,射雄鸡,乘肥马于田野,观虎豹及走犬;其欲得女者,则箸簪珂环,弄珠玑;欲令子美好端正者,数视白璧美玉,看孔雀,食鲤鱼;欲令儿多智有力,则啖牛肉心,食大麦;欲令子贤良盛德,端心正坐,清和虚一,坐无邪席,立无偏倚,行无邪径,目无邪视,口无邪言,心无邪念,无妄喜怒,无得思虑,食无到脔,无邪卧,无横足,思欲瓜果,啖味酸菹,好芬芳,恶见秽晃,是谓外像而变者也。手心主养之,手心主者,脉中精神,内

属于心,能混神,故手心主养之。手心主穴在掌后横文者是,诊其妊娠脉滑疾,重以手按之散者,胎已三月也,妊娠三月为定形。有寒则大便青,有热则小便赤,不赤则黄,若猝惊恐惧,忧愁嗔恚,伤动于筋脉,绕脐痛,或腰背痛,猝有所下,服雄鸡汤。

人参　麦门冬　白茯苓　当归　白术　甘草　川芎　白芍各一两　阿胶二两

上为㕮咀,每服用一两,入煮乌鸡汁一盏半,枣二枚,好酒一盏,煎至一盏半,去滓分作二服,食前。

妊娠曾于第三个月坠胎者,入月宜服茯神饮子。

茯神　丹参　龙骨各一两　人参　阿胶炒　当归　甘草炙,各二两　赤小豆炒,一合

上为㕮咀,每服三钱,水盏半,枣一枚,煎八分,去①滓温服。腰痛者,加寄生二两,空心服。

---

①　去:原为云,据文意改。

妊娠四月之时，始受水精以成血脉。其食宜麦粳，其羹宜鱼雁，是谓盛荣，以通耳目而行经络，洗浴远避寒暑。是手少阳者，三焦之脉也，内属于腑。四月之时，儿六腑顺成，故手少阳养之，手少阳穴在手小指间，本节后二寸是也。诊其妊娠四月，欲知男女，左脉疾为男，右脉疾为女，俱疾为生二男。当此之时，慎勿泻之，必致产后之殃，何谓也？是手少阳三焦之脉，内于三焦，静形体，和心志，节饮食，妊娠四月若有寒，心中欲呕，胸满不食；有热则小便频数如淋状，脐下若急，卒风寒，项颈强痛，寒热惊惕，腰背及腹痛，往来不定，或胎上急迫，心头烦闷不安，卒有所下，宜服菊花汤。

当归 人参 麦门冬 甘草 麻黄_{去节} 半夏_{汤洗，七次} 阿胶_{炒二两} 菊花_{半两}

上为㕮咀，每服四钱，水盏半，姜三片，枣一枚，煎八分，去滓空心温服。非风寒项强者，当去麻黄半夏，缘二药能损胎。

调中汤：

　白芍　　白术　　柴胡　　甘草炙　　乌梅
肉　续断　　当归　　川芎　　枳实　　厚朴
甘李根皮嬴人去之,各等分

　　上为哎咀,每服三钱,水盏半,姜四
片,煎八分,去滓温服,空心。

　　妊娠五月,始受火精以成其气。卧必
晏起,洗浣衣服,净室必厚其裳。朝吸天
光以避寒殃,其食宜稻麦,其羹宜牛羊,和
以茱萸,调以五味,是谓养气以定五脏者
也。一本云:宜食鱼鳖,足太阴养之。足
太阴脾之脉主四季,五月之时,儿四肢皆
成,故足太阴养之。足太阴之穴,在足内
踝上三寸也。诊其妊娠之脉,重手按之不
散,但疾不滑者,五月也。又其脉数者,以
向怀,脉紧者,必胞阻;脉迟者,心腹满喘;
脉浮者,必水怀为肿。

　　妊娠五月若有热,头眩心乱欲呕者,
有寒,则腹痛小便难,猝悸恐,四肢疼痛,
寒热胎动无常,或损仆腹痛,有所不安,服

旋覆花汤。

　　旋覆花　当归　人参　黄芪一本黄芩

　麦门冬　赤芍　吴茱萸洗七次,各一两　阿
胶炒,二两　甘草炙,半两

　　上为㕮咀,每服四钱,水盏半,姜三
片,好酒三分,煎八分,空心温服。

　　妊娠六月,始受金精以成其筋。身欲
微劳,无得静处,出游于野,数观走犬及视
走马,宜食鸷鸟猛兽之肉,是谓变腠膟筋,
以养其爪,以牢其背膟,足阳明养之。足
阳明胃之脉,主其口目,六月之时,儿口目
皆成,故足阳明养之,足阳明穴在太冲上
二寸是也。

　　妊娠六月,猝胎动不安,寒热往来,腹
痛满身肿,惊怖血下,腹痛状如欲产,手足
烦热,并宜服麦门冬汤。

　麦门冬　人参　甘草炙　黄芩各一两
　熟地　阿胶蛤粉炒,各二两

　　上为㕮咀,每服四钱,水盏半,入酒五
分,姜五片,枣二枚,煎八分去滓温服,

食前。

妊娠曾于六个月损堕者，入月预服柴胡散。

柴胡_{去苗}　白芍　麦门冬　熟地　苁蓉_{酒浸,焙}　川芎　白术_{各一两}　甘草_{炙,半两}

上为哎咀，每服四钱，水盏半，枣三枚，煎八分，去滓温服，空心。

妊娠七月，始受木精以成骨。劳躬摇肢，无使身安动作屈伸，居处必燥，饮食避寒，常宜食粳稻以密腠理，是谓养骨牢齿者也，手太阴养之。手太阴者肺，肺主皮毛，七月之时，儿皮已成，故手太阴养之。手太阴穴，在手大指本节后白肉际陷中是，诊其妊娠七月脉，实大牢强者生，沉细者死。怀躯七月，暴下斗馀水，其胎必伤而堕，此非时孤浆预下故也，喘促，颈项腰背强，服葱白汤。

半夏_{洗,七次}　黄芪　人参　当归　黄芩_{各一两}　阿胶_{炒二两}　旋覆花　甘草_炙　麦门冬_{去心,各等分}

上为㕮咀，每服四钱，水盏半，姜三片，葱白三①寸，好酒半盏，煎至八分，去滓温服，空心。

妊娠曾于第七个月伤堕者，宜预服杏仁汤。

杏仁泡去皮尖　鍾乳粉　紫菀　吴茱萸　甘草炙　干姜炮　五味子　麦门冬　粳米各等分

上为㕮咀，每服四钱，水盏半，煎八分，去滓空心服。

妊娠八月，始受土以成肤革，和心静息，无使气极，是谓密腠理而光泽颜色，手阳明养之。手阳明者大肠之脉，大肠主九窍，八月之时，儿九窍皆成，故手阳明养之。手阳明穴在大指本节后宛宛中是，诊其妊娠八月脉，实大牢强弦紧者生，沉细者死。妊娠八月，忽中风寒，有所犯触，身体疼痛，乍寒乍热，胎动不安，常若头眩，绕脐疼痛，有寒，小便白浊，或复漏下，颜

_____

① 三：《珍本医书集成》本为"二"字。

色无定，腰背冷痛，目视范范，悉宜服芍药汤。

厚朴二两　甘草　当归　白术各三两
人参　白芍各一两

上为哎咀，每服四钱，水一盏，酒半盏，姜五片，薤白七寸，煎八分，温服。

妊娠曾于八个月伤堕胎者，宜服葵子汤。

厚朴二两　甘草　当归　白术各三两
人参　白芍各一两　柴胡三两　葵子

上为哎咀，每服四钱，水盏半，姜五片，枣一枚，煎八分，空心温服。

妊娠九月，始受右①精以成皮毛。六腑百节莫不毕备，饮醴食甘，缓带自持而待之，时谓养毛发，多才力，足少阴养之。足少阴者肾之脉，肾主续缕，九月之时，儿脉续缕皆成，故足少阴养之，足少阴穴在足内踝后，微近下前动脉是也。妊娠九月，若猝得下痢，腹满胀急，胎上冲心，腰

———————————
①　右：《珍本医书集成》本为石。

背不可转侧，短气满闷，并宜服半夏汤。

半夏汤洗,七次　麦门冬　吴茱萸　当归　阿胶炒,各三两　干姜一两　大枣十二枚

上为㕮咀，每服五钱，水盏半，煎六分，去滓，入蜜少许，空心服。一方，用乌雌鸡煮汁煎药。

妊娠曾于第九个月堕胎者，宜先服茯苓猪肾汤。

白茯苓　桑寄生　熟地　白术　川芎　麦门冬去心　人参各一两　干姜炮,半两

上为㕮咀，先以猪肾一对，切去脂膜，用水一碗，入黑豆一合同煮，取汁一盏半，入药八味五钱，煎至一盏，去滓食前温服，分为二服。

妊娠十月，五脏俱备，六腑齐通，纳天地气于丹田，故使关节人神咸备，然可预备滑胎方法也。

妊娠十月满足，入月，预修正顺产理，滑胎易产，甘草散。

甘草炙　黑豆炒　大麻仁别研入　糯米

各一两　干姜炮，半两　白茯苓半两　吴茱萸半两，洗七次

上为细末，入麻仁末同拌，每服二钱，温酒调下，未入月，不可调服。

第七十九问　横生逆产者，何也？

答曰：将产坐卧，须顺四时方面，并避五行禁忌。若有触犯，多令产难，或因漏胎去血脏燥，或子脏宿挟疹病，并触禁忌，或觉腹痛，产时未到，便即惊动，秽露下早，致子道干涩，产妇力疲。又有横逆不顺者，皆难产也。或有子上逼心者，皆由妊娠之人，失于将养也。大抵临产之际，腹痛而腰不痛者，未产也。若腹痛连腰甚者即产，所以然者，肾候于腰，胞系于肾，故也。诊其尺脉转大，如切绳转珠者，谓之离经。日中觉，夜半生，若腰痛甚者，即产也。

愚谓横生逆产者，皆因少母，未经生育，将产之时，不肯忍痛，务欲逼下为妙。

殊不知时候未到,胎气未至,其子未能翻身,受逼不过,只得一任离胎迳下,以至倒生。其有横生者,其子离胎,将欲翻身投下,半中之间,被母逼紧,转身不及,以至横下。古人云:瓜熟蒂落,粟熟自出,自然之理。凡有横逆,皆由母不能忍痛也。

乌金散:治横生难产,及催生。此方救子母于顷刻

百草霜　香白芷

上等分为细末,每服二钱,以童便醋各少许调,更以热汤化下,未愈再服。

乳香丸:治难产。

乳香一两,研为细末

上用猪心血和,作十丸,每服一丸,煎乳香汤化下。

出衣法:治妊娠胎死腹中,衣不出,及产后猝有别病,欲至狼狈。

若胎衣未下腹满,宜水一盏半,煮猪脂一两,煎五七沸,和脂服下之。

寤生丸:治难产。

枳实六两,一本枳壳　桑白皮干六两

以上二味,入大铛内,以长河水煮半日许,候枳实透软,去桑白皮不用,取枳实去穰,薄切作小片子,焙干,再入后药。

木香半两　甘草炙,半两

上三①件和为细末,炼蜜丸桐子大,晒干。每日空心,日午临卧,各用温米饮送下三十丸,加至五七十丸,日三服,怀七个月后服。

第八十问　热疾胎死腹中者,何也?

答曰:因母患热疾,至六日以后,脏腑极热,熏煮其胎,是以致死。缘儿身死冷,不能自出,但服黑神散,暖其胎须臾,胎气温暖即自出。何以知其胎之已死? 但看产妇舌青色者,是其验。

黑神散:

官桂　当归　芍药　甘草　干姜炮

生地各一两　黑豆炒焦去皮,二两　附子炮,半

---

① 三:《珍本医书集成》本为"四"。

两，一本作蒲黄。

上为细末，每服一钱，空心温酒调下。

乌金散：治产后血迷血运，败血不止，淋沥不断，脐腹疼痛，头目昏眩，无力多汗，及治崩中下血，过多不止宜服。

麒麟竭　乱发　松墨煅,醋淬　百草霜　当归头　肉桂赤芍　玄胡索　鲤鱼鳞烧

上等分为细末，每服二钱，温酒调服下。

黑龙丹：治产后一切血疾垂死者，但灌药无有不效。

五灵脂　生地　当归　川芎　高良姜

以上各等分，入沙合内，赤石脂泥缝，纸筋盐泥固济封合，炭火十斤煅通红，去火候冷，开取合子看，成黑糟乃取出，细研入后药。

硫黄研,一分半　花乳石煅,一分　乳香别研,一分半　琥珀研一分　百草霜别研,五两

上同为细末,醋煮糊丸弹子大。每服一丸,炭火烧通红,投生姜自然汁,与无灰好酒,各小一合,小便半盏内,研开顿服,立效。

芎荍汤:治产后去血过多,运闷不省,及伤治去血多,崩中去血多,金疮去血多,拔牙齿去血多,不止,缘虚心烦眩运,头目暗,耳聋满塞,举头欲倒,并皆治之。

当归　芎荍各等分

上为饮子,每服三钱,水盏半,煎一盏,去滓稍热服,不拘时。

第八十一问　胎衣不下者,何也?

答曰:母生子讫,血流入衣中,衣为血所胀,故不得下。治之稍缓,胀满腹中,以次上冲心胸,疼痛喘息,急者难治,但服夺命丹,以速去衣中之血,血散胀消,胎衣自下而无所患。

夺命丹:

附子半两　牡丹皮一两　干漆碎炒,烟尽

二分半

上为末，醋一升，大黄末一两，同熬成膏，和药丸如桐子大，温酒送下，每服五十丸，不拘时。

牛膝汤：治产儿已出，胞衣不下，脐腹坚满，胀急疼痛，及子死腹中不得出者，宜服。

滑石八两　当归　木通各六两　冬葵子五两　牛膝去苗,酒浸,焙　瞿麦各四两

上为咬咀，每服三钱，水二盏，煎八分，去滓稍热服，不以时候。

第八十二问　难生者,何也?

答曰：胎侧有成形块，别呼为儿枕。子欲生时，枕破与败血裹其子，故难生。但服胜金散，逐其败血，即自生、逆生、横生并皆治之。

胜金散：

麝香一钱　盐豉一两旧青衣裹烧,令通红,急以乳钵研为细末。

上为细末,取秤锤烧红,以酒淬之,调药一钱,七服。

琥珀黑散:治产妇一切疾病,产前胎死,产难逆横生,产后胎衣不下,衣带先断,遍身疼痛,口干心闷,非时不语,如血晕眼花,误以为暗风;乍寒乍热,误以为疟疾;四肢浮肿,误以为水气;言语颠倒,见鬼见神,误以为邪祟;腹胁胀满,呕逆不定,误以为反胃;大便秘涩,小便出血,误以为五淋;及恶露未尽,经候未还,起居饮食,便不戒忌,血气之疾,聚即成块,散即上冲,气急心痛,咳嗽多睡,四肢虚热,睡惊盗汗,崩中败癥,绕脐刺痛或头面赤,因变骨蒸皆宜多服。若产后鼻衄,口鼻黑色气起喉中喘急,中风口噤,皆为难治,须急服之。凡产前宜进一二服,皆能安神顺胎,产后虽无疾,七日内亦进一二服,能散诸疾,或因惊恐,变生他证,当连服取效。

琥珀别研 朱砂别研 松墨 百草霜

新罗白附 血苗灰 鲤鱼鳞 黑衣灶屋

尘各半两,一作突烟　　麝香别研　　白僵蚕炒去丝
当归去芦,各二分半

上为细末,每二钱,炒姜温酒,和童便
调下,食前。

第八十三问　产后血运者,何也?

答曰:产后气血暴虚,未得安静,血随
气上,迷乱心神,故眼花。甚者令人迷绝,
口噤神昏气冷。医者不识,呼为暗风,若
作此治,病必难愈,但服清魂散。

泽兰叶二分半　　人参二分半　　荆芥穗一
两　川芎半两　甘草炙一分

上为细末,每服一钱,热汤、温酒各半
盏调下,咽喉即开,眼气定,人事省。

七宝散:初产后调血和气,补虚,压惊
悸,治虚运。

朱砂研　　桂心　　干姜炮　　当归　　羚羊
角　川芎　人参　茯苓各半分

上为细末,若产妇平和,三日以前,直
至满月,每日各取一字,以羌活豆淋酒调

下，空心服。若觉心胸烦热，即减桂姜，冷即加之，腹痛加当归，心闷加羚羊角，心胸气短加桂，不下食或恶心加人参，虚颤加茯苓，以意斟酌，日二服，夜一服，不饮酒者，童便、酒少许调下。

第八十四问　产后口乾痞闷者，何也？

答曰：产后宫胃太虚，血气未定，食面太早，胃不能消化，面毒结聚于胃脘，上熏胸中，是以口干烦渴，心下痞闷，医者不识，认为胸膈壅滞，此宜服见睍丸。

姜黄　京三棱　荜澄茄　人参　青皮　高良姜　蓬术各等分

上为末，用细萝菔慢火煮令烂，研细，将汁煮糊为丸，桐子大，萝菔汤下，不拘时。

木香丸：治妇人有妊伤食。

京三棱此药能落胎不可用，前胡五分代之，产后用之无碍　木香　人参　茯苓去皮，各二钱上为细末，面糊丸如绿豆大，每服三十丸，熟水送下。

白术散：治气不调和饮食。许学士云：妊妇伤食难得药，惟此二方稳捷。

白术炒，一两　干紫苏一两　白芷微炒，三钱　人参七钱半　川芎　诃子皮一本作肉青皮各半两　甘草二钱半

上为粗末，每服二钱，水一盏，姜三片，煎七分，温服，不拘时候。

六君子汤：治胸膈痞塞，脾寒不嗜食，燥药不得服。

枳壳麸炒　陈皮　人参　白术　白茯苓　半夏洗，各等分

上为咬咀，每服五钱，水二盏，姜五片，煎一盏，去滓温服，无时。

第八十五问　产后乍寒乍热者，何也？

答曰：阴阳不和，败血不散，皆令乍寒乍热。产后血气虚损，阴阳不和，阴胜则

乍寒,阳胜则乍热,阴阳相胜,则或寒或热。若因产劳伤脏腑,血弱不得宣越,故令败血不散,入于肺则热,入于脾则寒,医人误作疟疾治,谬矣。阴阳不和,宜增损四物汤,败血不散,宜夺命丹。又问二者何以别之? 答曰:时有刺痛者,败血也,但寒热无他证者,阴阳不和也。

增损四物汤:

当归　芍药　人参　川芎　干姜各一两　甘草炙,四分

上为哎咀,每服二钱,水一盏,姜五片,煎六分,去滓热服。

增损柴胡汤:治妇人产后虚羸,发寒,饮食少,腹胀。

柴胡三钱　人参　甘草　半夏　白芍　陈皮　川芎

上为哎咀,每服四钱,水盏半,姜三片,枣一枚,煎七分,温服,食后日三服。

猪肾汤:治产后日浅,久坐视听言语多,或运动劳力,遂觉头项及肢节皮肉疼

痛,乍寒乍热,此是蓐劳。

猪肾_{一对去脂膜} 当归 芍药 生姜各
三两 桂心 葱白_{二合}

上以水八升,缓火煮肾汁六升,澄清
内,入诸药,煮取二升,分三次温服。

加减八珍汤:

当归_{一钱半} 川芎_{一钱} 熟地 姜汁_炒
五钱 白术_{一钱} 白茯苓_{一钱} 人参_{三分}
益母草_{一钱} 陈皮_{五分} 砂仁_{五分}

上为咬咀,水一锺半,煎七分,食前温
服,二剂后,与益母丸间服,服益母丸用芎
归汤送下。

第八十六问 产后四肢虚肿者, 何也?

答曰:产后败血乘虚,停积于五脏,不
行经络,流入于四肢,留滞日深,却还不
得,腐坏如水,故令四肢面目浮肿。医人
不识,便作水气治,凡治水气多用导水药,
极虚,夫产后既虚,是谓重虚,往往因致夭

柱,但服调经散,自然血行肿消。

调经散:此方百发百中

没药研　琥珀研,各一分　官桂　赤芍

当归各一两　细辛　麝香研,各半分　甘草
炙二钱,严氏方中多此一味药

上为细末,每服五分七,生姜汁、温酒
各少许调服。

正脾散:治大病之后脾气虚弱,中满
腹胀,四肢虚浮,状若水气,此药治之,及
产后四肢浮肿。

蓬术　香附　茴香炒　甘草炙　陈皮
各等分

上为细末,每服二钱,煎灯心木瓜汤
调下。

第八十七问　产后乍见鬼神者,
何也?

答曰:心主身之血脉,因产伤耗血脉,
心气则虚,败血停积,上干于心,心不受
触,遂致心中烦躁,卧起不安,乍见鬼神,

言语颠倒,医人不识,呼为风邪,如此治之,必不得愈,但服调经散,加生龙齿一捻,得睡即安。

调经散:<small>方见八十六问</small>

上件药如前,每服加龙齿一捻。

柏子仁散:治产后谎言乱语,由内虚少血,邪气攻心。

柏子仁　远志　人参　桑寄生　防风　琥珀<small>细研</small>　当归　熟地　甘草<small>各半两</small>

上为哎咀,每服以水二盏,入白羊心一个,切碎先煎七分,去心滓,须下药五钱,更煎四分,去滓温服,不拘时。

琥珀散:治产后血邪攻心,迷闷,言语错乱。

琥珀<small>研</small>　铁粉<small>各一两</small>　人参　茯苓干生地　阿胶<small>各七分半,炒令黄色</small>　朱砂<small>研,半两</small>

远志<small>七钱半,去心</small>　甘草　麝香<small>研,各一钱半</small>

上为细末,入研了药同和极细,每服一钱,金银汤调下,无时。

第八十八问 产后不语者,何也?

答曰:人心有七孔三毛,产后血气多端,致停积败血,闭于心窍,神志不能明了,又心气通于舌,心气闭塞,则舌亦强矣,故令不语如此,但服七珍散。

人参　石菖蒲　熟地　川芎各一两
细辛一钱半　防风半两　朱砂半两,研

上为细末,每服一钱,金银薄荷汤调下,不拘时。

交感地黄丸:治妇人产前、产后眼见黑色,或即发狂,如见鬼状,胞衣不下,失音不语,心腹胀满水谷不化。

生地洗净研,以布绞汁,留滓,以姜汁炒地黄滓,地黄汁炒生姜滓,各至干为度　生姜洗刮净,研,以布绞取汁,留滓,各二斤　当归一两　琥珀别研,一两　玄胡索　糯米炒令赤,去米　蒲黄炒　小茴香四两

上为细末,蜜丸弹子大,当归汤化下一丸,食前。

第八十九问 产后腹痛,又泻痢者,何也?

答曰:产后肠胃虚怯,寒邪易侵,若未满月,饮冷当风,乘虚进袭,留于胸膈,散于腹肋,故腹痛作,陈如锥刀所刺,流入大肠,水谷不化,洞泄肠鸣,或下赤白,胁肋膨胀,或走痛不定,急服调中汤,立愈。若医者以为积滞取之,则祸不旋踵。

调中汤:

高良姜 当归 官桂 白芍 附子 川芎各一两 甘草半两 人参半两

上为哎咀,每服三钱,水二盏,煎一盏,去滓热服,空心食前。

定痛散:治产后恶血不止,腹内热痛不可忍,及儿未定。

当归 芍药各二两 桂心一两

上为哎咀,每服二钱,各盏半,生口子

大①拍破,煎至六分,去滓温服,如洞泄肠鸣者,加附子干姜下服。

又方:治产衔瘀血,怯痛不已。

宜用②五积散,加干姜,良姜,丁香,官桂,用煮酒童便各一盏,热服立效。又方,独用肉桂末调好酒服之,立效。

第九十问　产后遍身疼痛者,何也?

答曰:产后百节开张,血脉流走,遇气弱,则经络肉分之间,血多留滞,累日不散,则骨节不利筋脉引急,故腰背不得转侧,手足不能动摇,身热头痛也。若医以伤寒治之,则汗出而筋脉伤,手足厥冷,变生他病,但服趁痛散以嘿除之。

趁痛散:

牛膝酒浸　　当归　官桂　白术　黄芪

①　生口子大:清乾隆六十年乙卯(1795)聚锦堂刻本和《珍本医书集成》本均与此同。疑脱,据《卫生家宝产科备要·卷三》补为“生姜弹子大”。

②　宜用:清乾隆六十年乙卯(1795)聚锦堂刻本和《珍本医书集成》本均为“生料”二字。

各半两　　薤白二钱半　　生姜半两　　甘草二钱半

独活半两

上为粗末,每服二钱,水一盏半,煎七分,去滓温服,本方每服半两,水五盏,煎二盏,分作二次温服。

透经汤:方见十八问中

第九十一问　产后大便秘涩者,何也?

答曰:产卧水血俱下,肠胃虚弱,津液不足,是以大便秘涩不通也。若五六日腹中闷胀者,有燥粪在脏腑,以其干涩未能出耳,宜服麻仁丸以津润之。若误以为有热,而投之以寒药,则阳消阴长,变动百出,性命危矣,此是小柴胡汤之证误,不可不谨。

麻仁丸:《三因方》云:去血过多,脏燥大便秘涩,则固当润之。大黄似难轻用,候葱涎调醋茶为丸,次以葱茶下之,必通。愚按此言大黄不可轻用者是。

麻仁研　　枳壳麸炒　　人参　　大黄各半两

上为细末,蜜丸桐子大,空心温酒下,未通加丸数服。

滋肠五仁丸:治血气不足,大肠闭滞,传送艰难。

桃仁　杏仁各一两,炒去皮尖　柏子仁半两　松子仁一钱三字　郁李仁麸炒　陈皮别为末四两

上五仁别研为膏,合橘皮同研,炼蜜为丸,桐子大。每服三十丸至五十丸,食前米饮下,更看虚实加减。

第九十二问　产后血崩者,何也?

答曰:产卧伤耗经络,脉未平复,劳役损动,致血暴崩,淋沥不止,或因咸①味不节,伤蠹营卫,亦变崩中。若小腹满痛,肝经已坏,为难治,当急服固经丸。

艾叶　赤石脂煅　补骨脂炒　木贼各半两　附子一双,酒去皮脐②

---

① 咸:《珍本医书集成》本作"酸"。

② 脐:据《珍本医书集成》本补。

上为末,陈米糊和丸桐子大,食前温酒下三十丸,米饮亦得。

熟干地黄散:治崩中下血不止,心神烦闷,头目昏重。

熟地一两半　甘草　蒲黄各半两　蟹爪微炒二合　白茯苓　伏龙肝七钱半　桂心　白芍　当归微炒,各三钱　阿胶炒黄,一两　熟布烧灰三两,一本昆布。

上为粗末,每服四钱,水盏半,入竹茹一分,煎六分,去滓温服,不拘时。

第九十三问　产后腹胀闷满,呕吐不定者,何也?

答曰:败血散于脾胃,脾受之,不能运化精微而致胀满;胃受之,不得受纳水谷不化而生呕逆。医者不识,若以寻常服止吐药疗之,病与药不相干,转更伤动正气,疾愈难治。

匠胜汤《三因方》名抵胜汤

赤芍　半夏泡　泽兰叶　人参　陈

皮各一钱　甘草一钱　生姜半两

上为粗末,每服三钱,水盏半,煎七分,去滓热服,食前。

八顺理中丸:治新产血气俱伤,五脏暴虚,肢体羸乏,少气多汗,才产直百晬日,每日常服,壮气补虚,止呕吐。

甘草　人参　白茯　神曲炒,各半两干姜炮,一两　砂仁二两　麦蘖二两　白术四两

上为末,蜜丸,每服三十丸,食前姜汤下,或加半夏曲一两,入盐点服。

第九十四问　产后口鼻黑气起及鼻衄者,何也?

答曰:阳明者,经脉之海,起于鼻,交额中,入上齿还出侠口,交人中左之右,右之左,产后气消血散,营卫不理,散乱入于诸经,却还不得,故令口鼻黑气起,及变鼻衄,此缘产后虚热,变生此疾。其疾不可治,名曰胃绝肺败。详此一证,保庆府无

方,可急服琥珀黑散,视其病人鼻黑退,衄止者,活。方见第八十二问中

第九十五问　产后喉中气急喘者,何也?

答曰:荣者血也,卫者气也,营行脉中,卫行脉外,相随上下,谓之营卫。因产所下过多,营血暴竭卫气无主独聚于肺中,故令喘也,此名孤阳绝阴,难治。若产后恶露不快,败血停凝,上熏于肺,亦令喘急,如此但服夺命丹,血去,喘急自止。夺命丹方见八十一问

旋覆花汤:治产后伤风,或风寒暑湿,咳嗽喘满,痰涎壅塞,如服夺命丹喘不定,可服此药。

前胡　麻黄　杏仁　五味子　茯苓
甘草　赤芍　旋覆花　半夏曲　人参
玄及各等分

上为饮子,每服四钱,水盏半,姜五片,枣一枚,煎七分,温服食前。

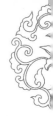

第九十六问 产后中风者,何也?

答曰:产后五七日内,强力下床,或月内,伤于房室或忧怒,扰荡冲和或灼灸,伤动脏腑,初眼涩口噤,肌肉眴搐,以渐腰脊筋急强直者不治,此乃人作,非偶尔中风所得,本集无方,《三因方》评之颇详。

八风汤:治迷惑如醉,狂言惊悸,恍忽见鬼。

天雄 当归 人参各五两 附子 防风 天门冬 蜀椒 独活各四两 乌头 秦艽 细辛 白术 干姜各三钱 山茱萸 五味子 桔梗 香日芷 柴胡 莽草各半两

上为末,每服二钱,温酒调下,日三服,以身中觉如针刺者药行也。

独活散:治产后中风口噤,肩项强直,四肢拘急。

独活 桂心 甘草炙 当归炒,一本作川芎 麻黄 附子炮 细辛半两 防风八味每服四钱,水酒各半盏,煎七分,捌开口灌之。

第九十七问　产后心痛者,何也?

答曰:心者血之主也,有伏宿寒气,因产大虚,寒搏于血,血凝不得消散,其气逆冲击于心之经脉,故心痛。但以大岩蜜汤治之,寒去则血脉温而经络通,心痛自止。若误以为所伤疗之,则虚极寒益甚矣。心络寒甚,传之正经,则变真心痛,朝发夕死,夕发朝死,不可轻用药如此。

大岩蜜汤:

熟地　当归　独活　吴茱萸洗　官桂　芍药　干姜　甘草各二两　细辛　小草远志苗也,各一两

上为粗末,每服五钱,水三盏,煎一盏,去滓温服,不拘时。

四神散:治产后留血不消,积聚作块,急切疼痛,及心腹酸痛下痢。

当归　干姜炮　川芎　赤芍

上为末，每服三钱，温酒调下，不拘时。

第九十八问 产后热闷气上，转为脚气者，何也？

答曰：产卧血虚生热，复因春秋取凉过多，地之蒸湿，因足履之所着而为脚气，其状热闷掣疢，惊悸心烦，呕吐气上，皆其候也。但服小续命汤，三两剂必愈。若医者误用逐败血药攻之，则血去而疾增益剧。

小续命汤：此药不论胎前产后，或入风邪虚极，遍身疼痛，或疾喘不定者宜服之。加麝香、半夏入，每服水二盏，候煎熟倾药汁之后，另以麝入于内，再服煎一二沸，食前服，一二服神效。

人参　黄芩　官桂　麻黄　防已各一两　生姜五两　芎䓖　芍药　甘草　白术各一两　附子一双，去皮　防风一两半

上为㕮咀，每服三钱，水二盏，煎八分，去滓温服，不拘时。

大驱风散：治猝中欲死，风攻身体及

五脏，言语蹇涩，神思冒昧，或履湿气，变为脚气，此方尤妙。

麻黄二两　芎䓖一两半　石膏煨一两半
肉桂　白芷　甘草　干姜炮　当归　黄芩　杏仁去皮尖,炒,各二分

上为咬咀，每服四钱，水盏半，煎六分去滓，不以时候稍热服，汗出为度。一方入荆沥五合同煎，大验，如脚气加白术一两，干木瓜一两，去干姜。

第九十九问　产后汗出多而变痉风者，何也？

答曰：产后血虚，内理不腠密，故多汗，因遇风邪，搏变痉风。痉者，口噤不开，背强而直，如风发痫状，摇头，马鸣，身反折，须臾十发，气息如绝，宜速干口灌之小续命汤，稍缓汗出如雨，手拭不及者，不可治。《三因方》云：既汗多如何？ 更服麻黄桂等，不若大局方大圣散，亦良药。

小续命汤：方见九十八问

防风汤：治产后中，如角弓时时反张，口噤。

防风一两　葛根一两　芎䓖　生地

藁本　杏仁去皮尖，各一两　独活二两　甘草

桂心　防己　蔓荆子各七钱半　麻黄一两

上为咬咀，每服四钱，水盏半，煎六分，去滓温服，不拘时。

第一百问　产后所下过多虚极生风者，何也？

答曰：妇人以荣血为主。因产血下太多，气无所主，唇青肉冷，汗出，目暝，神昏，命在须史，此但虚极生风也。如此急服济危上丹良，以风药治之，则误矣。

乳香　五灵脂　硫黄　太阴玄精石研　桑寄生　真阿胶　卷柏生　陈皮各等分

上将上四味同研，石器内微火炒动，勿令焦炒了，再研极细，后入馀药末，用地黄汁和糊丸，如桐子大，温酒下二十丸，当归酒下尤妙。

神授散：治产后一切疼痛，不论大小，以致危笃者皆可服。

百合水浸洗　干姜炮　甘草　当归

川芎各二两　青皮　桂心　牡丹皮　白芍

陈皮各五两　神曲炒　麦肉一本麦冬王宇泰书

作麦芽　人参各三两　红花一两半

声　明

　　由于年代久远,在本书的重印过程中,部分点校及审读者未能及时联系到,在此深表歉意。敬请本书的相关点校及审读者在看到本声明后,及时与我社取得联系,我们将按照国家有关规定支付稿酬。

天津科学技术出版社